自律神経の
名医が教える

究極の休み方

順天堂大学医学部教授
小林弘幸

宝島社

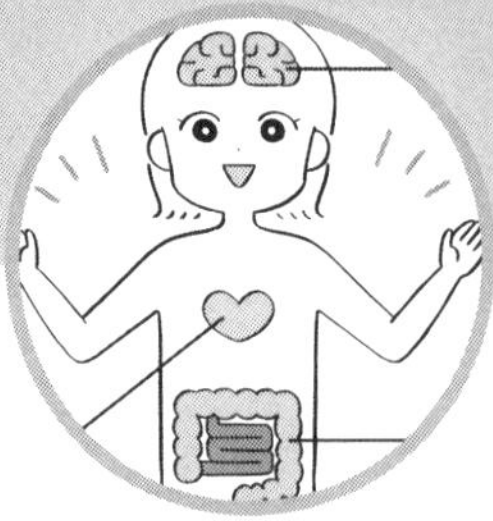

はじめに

次の活動のための準備として しっかり休むことが大切です

「たまった疲れを取りたくて週末はずっと布団のなかで過ごしたにもかかわらず、週が明けても体はすっきりしなかった」という経験はありませんか？

疲れが取れない原因は、間違った休み方をしていることだと考えられます。

疲れを確実に取るためのポイントは自律神経です。

本書は自律神経の専門家である私が、自律神経を整えて心身

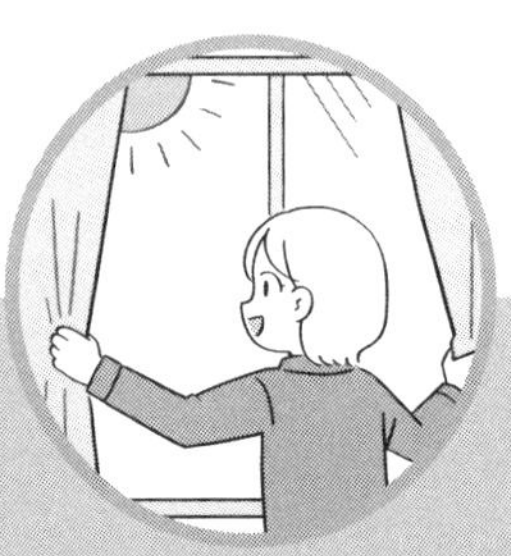

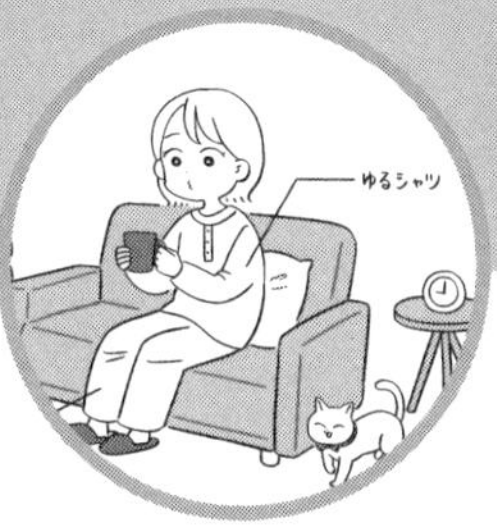

の疲れを取るためのさまざまな方法をお伝えする一冊になります。

自律神経は、生命を維持するために必要な機能を持つ神経です。人が起きているときも眠っているときも働き続けて、内臓の働きや血液の流れなどを調節しています。

そして、自律神経は「交感神経」と「副交感神経」に分けられます。交感神経には体を活発にする役割があり、副交感神経には体を休める役割があります。この2つのバランスを整えることが健康な毎日を送るうえで重要なのです。

また自律神経は、怒りの感情によってバランスが崩れるなど、心の状態とも深くかかわっています。心と体をしっかり休めて良好な状態をキープするためには、感情をコントロールし心穏やかに毎日を送ることを意識しなければなりません。

ここで、覚えておいていただきたいのは、休みというのはあ

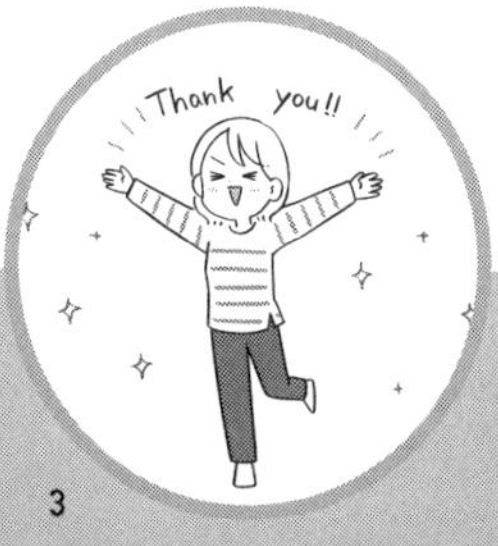

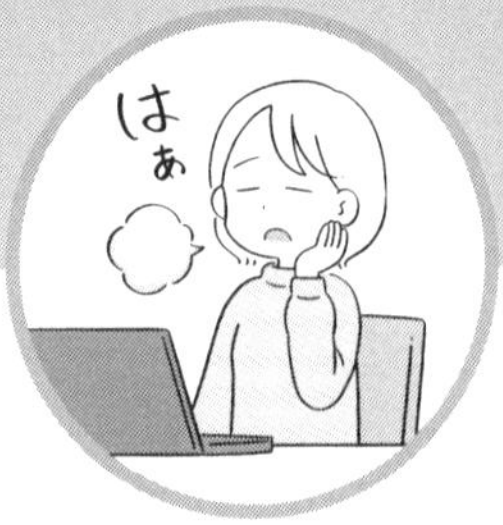

くまでも次の活動のための準備期間だということです。動かなければならないときに備えて、ちゃんと動けるように態勢を整えるものとイメージするといいでしょう。そう考えると、休みというのは「ただ体を動かさずに体力を回復する時間」ではないのです。

たとえば、没頭している趣味に打ち込むというような充実した休日を過ごすと、ダラダラと寝ているよりもよっぽど疲れが取れることがあります。自分が一番輝いて見える瞬間をつくることが最高の休養なのです。

これこそが「究極の休み方」であり、本書の基本的な考え方になります。

「究極の休み方」というキーワードを聞いて、この本を読めば疲れない体が手に入ると期待した方もいらっしゃるかもしれま

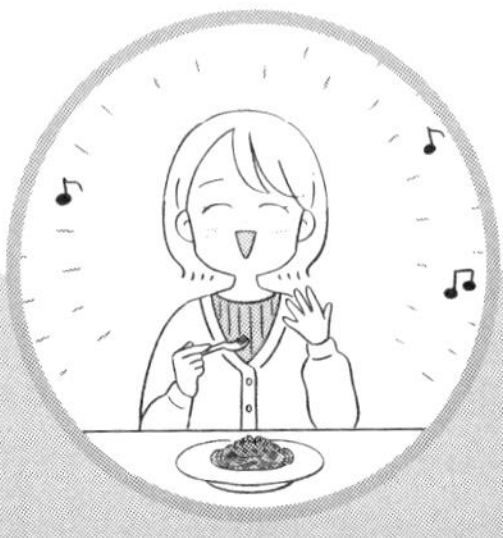

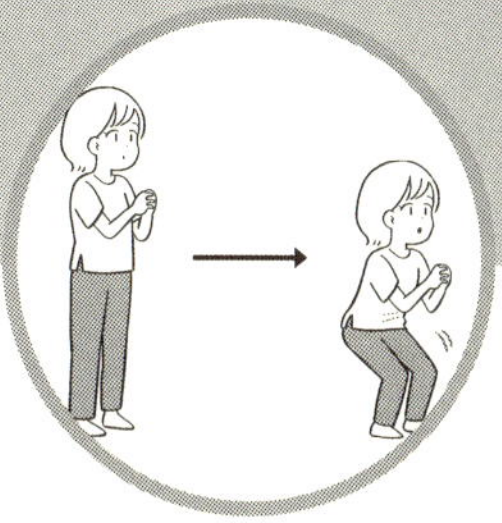

せんが、残念ながら疲れない体というのは医学的に見て、あり得ないことです。

本書では「人は心身ともに疲れるもの」という大前提に立ち、日々の生活のなかで疲れを取るためのさまざまな方法を紹介しています。

また、疲れは蓄積していくものですから、そのピークを見極めなければいけません。ちなみに、一週間のなかでは木曜日に疲れのピークに達する人がもっとも多いというデータがあります。

そこで、私自身も木曜日には予定を入れすぎないようにスケジュールを組んでいます。疲れがピークを迎える木曜日には決して無理をしないようにしているのです。

そうやって無理をしない日を設定すれば、ほかの日にはしっかりと活動することができるようになります。

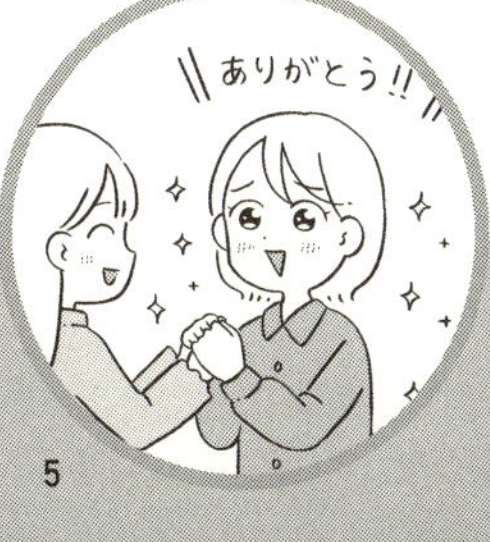

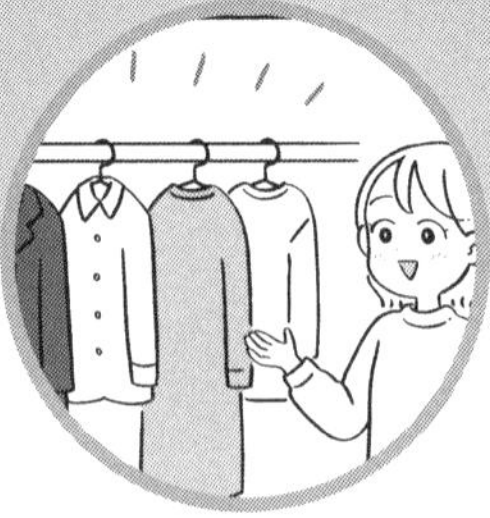

一日、一週間のなかでメリハリをつけることを意識するのも大事なことです。たとえば、本書では通常であれば多くの人が体を休めたいと考える帰宅直後に、あえて体を動かすこともおすすめしています（30～33ページ参照）。「疲れがたまったときに体を動かすなんてどういうこと？」と思われるかもしれませんが、疲れがたまっているときほど動いたほうがいい理由についても説明しています。

本書で紹介している休み方は、どれも難しいものではありません。実践すればどなたでも自律神経を整えて疲れを取ることが可能です。少しでも気になったものがあれば、ぜひチャレンジしてみてください。

小林弘幸

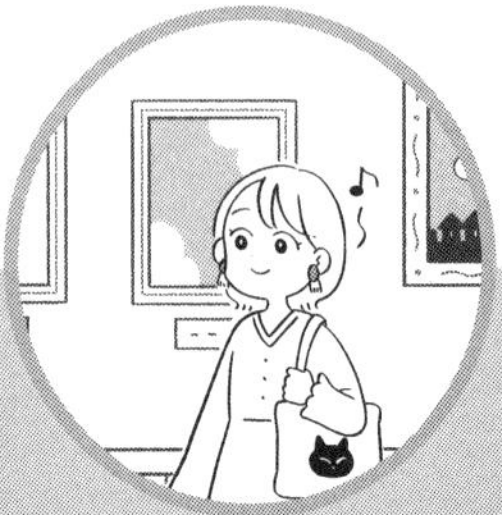

自律神経の名医が教える

究極の休み方

もくじ

第1章 いつも体に休みをもたらす行動習慣

第2章 日常に安らぎを与えるマインドセット

第3章 休息を取るための究極の食事術

第4章 休息につながる究極の運動&マッサージ

第5章 人間関係で疲れたときに心を休める方法

第6章 ベストコンディションをつくる休日の過ごし方

序章

「究極の休み方」は自律神経を整えることにある

01 まずは自律神経について知ることが健康への第一歩

自律神経を整える前に、まずは自律神経とは何か？　という基本から一緒に理解を深めていきましょう。

私たちの体には動作や感覚をサポートする、さまざまな神経があります。脳や脊髄《せきずい》を走る中枢神経、そこから全身に向かう末梢《まっしょう》神経、運動神経などです。そのうち**脳から体の器官に情報を伝える神経のひとつを「自律神経」**といいます。自律神経は臓器や血液、消化など人間が生きていくうえで欠かせない大切な機能をつかさどっています。自律神経は自分の意思ではコントロールできません。たとえば、「呼吸をしている」「汗をかいて、体温調節している」「血液を全身へ送っている」といった働きをしている自分を想像してみてください。これらの働きは、自分の意思ではなく、自律神経によって制御されていることがわかります。

このように、あなたが気持ちよく眠っているときも、頑張って働いているときも、自律神経は私たちの体の機能をサポートするために、24時間休みなく働き続けているのです。

自律神経が運ぶ〝血液のエネルギー〟が心と体を健康にする

内臓や代謝、体温といった全身の機能を調節する自律神経ですが、なかでも健康維持と密接に関係しているのが「血液」です。**自律神経は体のなかをめぐる血液をコントロールし、その血液によって体に必要なエネルギーを届けています。**もし、行き届くエネルギーが不足していると、体の細胞が機能せず、不調を招くことになります。

心と体をつなぐライフライン

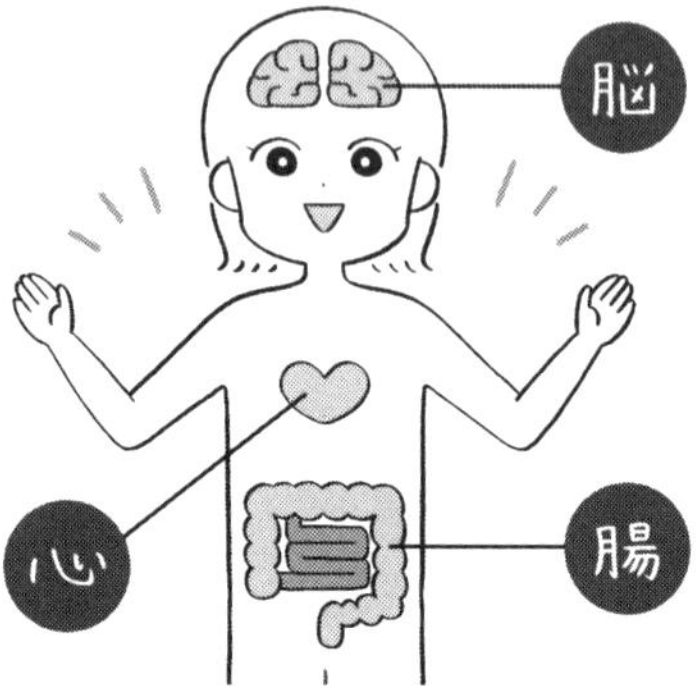

自律神経を整え、血液の流れがスムーズになれば、
心と体によい循環が生まれてくる

たとえば自律神経に問題が生じ、末端の毛細血管への血液が滞ると、冷えにつながったり、老廃物の排出がうまくできずにむくみやすくなったりします。最終的に毎日の疲れが取れにくくなり、美容面にも悪影響が及ぶなど、体の不調につながります。

血液の流れに密接にかかわってくるのが脳です。もし、栄養や酸素不足で脳の働きがにぶると、判断力や集中力、記憶力の低下につながります。思考力も落ちてしまい、心の健康にも影響してくるのです。

心と体の健康を維持していくためには、血液の流れをスムーズにすること、つまり「自律神経を整える」ことが何よりも大切です。脳につねに血液のエネルギーが上手に行き渡っていれば、脳が活性化し、頭がさえます。腸に血液がうまく流れていれば、腸の働きがよくなり、肌や髪の毛にツヤやハリが出てきて、さらにお通じもよくなります。また血流により肝臓の働きがよくなれば、疲れにくくなります。

このように、自律神経が整うことで、エネルギーを体の隅々まで運ぶことができ、体全体が活性化されるのです。

How to Rest

自律神経が整えば
心身ともに生き生きとする！

02 体を活性化する交感神経 体を癒《い》やす副交感神経

体の隅々に血液のエネルギーを運ぶ自律神経は、「交感神経」と「副交感神経」の2つに分けられます。体を動かすために、それぞれ重要な役割があります。

交感神経は自律神経のなかでも興奮や刺激を全身の器官に伝える神経です。たとえば運動をしているときは、鼓動が速くなり、気持ちが高ぶります。「アドレナリンが出ている」なんていう言葉を耳にすることがありますが、このアドレナリンが出ている状態、つまり心身ともに「興奮モード」のときに交感神経は優位に働きます。

交感神経と副交感神経の働き

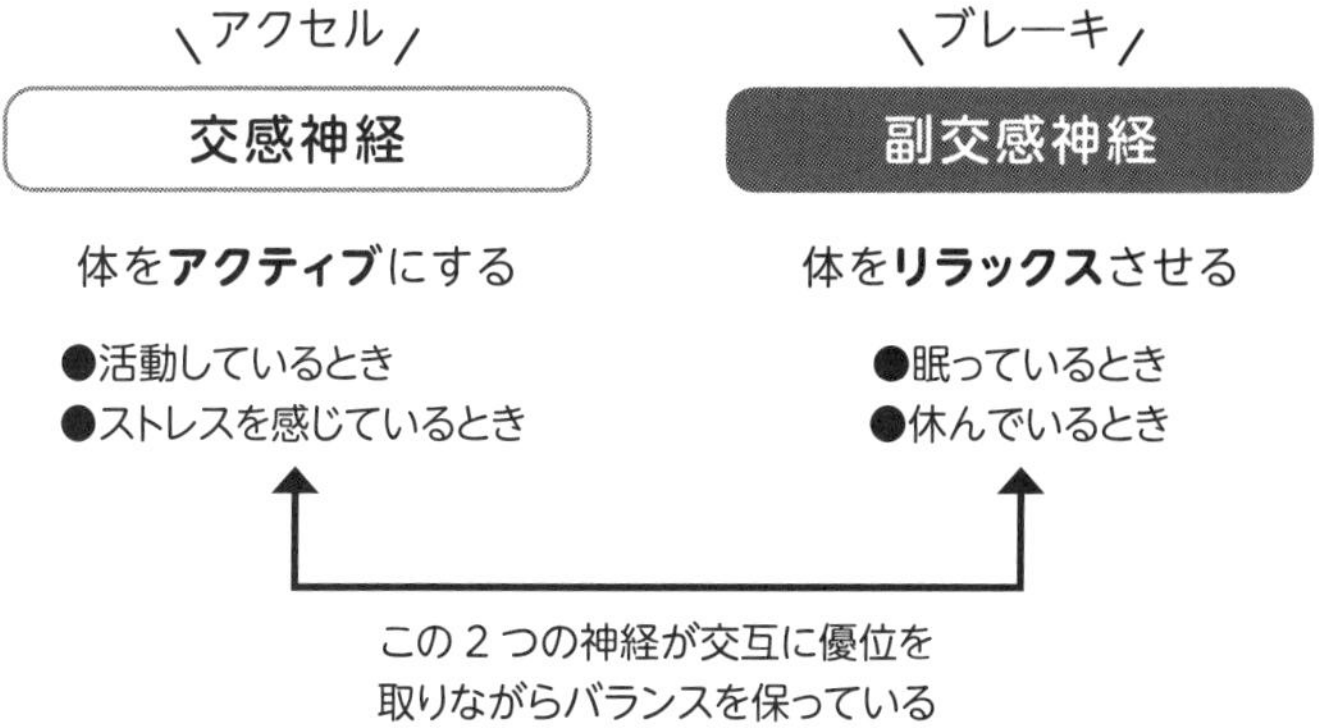

次に**副交感神経とは、自律神経のうち臓器や器官などの働きを抑制する神経**です。

副交感神経が盛んに機能しているときは血管がゆるみ、心拍数や血圧が低下し、呼吸が深くゆっくりになります。お風呂でのんびり入浴しているときや、目を閉じて深呼吸しているときなど、心も体も「リラックスモード」のときに副交感神経は優位に働くのです。

また、消化の際にも副交感神経が優位に働きます。ゆっくり食べたほうが消化にいいのはこのためです。

この2つの神経の働きは、自動車にたとえることができます。交感神経は体をアクティブにするアクセルの役割、そして副交感神経は体をリラックスさせるブレーキの役割です。私たちの体は、**このアクセルとブレーキを交互に切り替えながら、上手にバランスを保っているのです**。もし、どちらかの優位性が強すぎたり弱すぎたりすれば、そのバランスは崩れ、事故を起こしてしまうでしょう。そうならないためにも、日ごろのメンテナンスが必要なのです。

両者のバランスが、体を快調に走らせるカギ

人間の体は、日中に交感神経が優位となり、夜に副交感神経が優位となるようにできています。しかし、現代社会ではこのバランスが乱れがちです。仕事や人間関係により慢性的にストレスがかかっていると、交感神経を優位にしてがんばるしかありません。すると体はつねにアクセル全開の状態となり、肩こりや頭痛、便秘や下痢などといった不調につながってしまうのです。

副交感神経は一見、効果が強まるほどいいと思われがちですが、強すぎると逆に不調につながってしまいます。人間のリズムは朝に起きて、夜に休息することが基本。夜になると自然に眠くなり、副交感神経のスイッチが働くようにできています。しかし、昼夜が逆転して生活リズムが崩れると、リラックスするべき時間に副交感神経がうまく働かず、バランスも乱れ、無気力感・疲労感、不眠症など体によくない結果を招きます。

アクセルとブレーキ、両方が適切なタイミングで、状況に応じてバランスよく切り替わるのが快調の証しといえるのです。

How to Rest

自律神経が乱れやすい現代人こそ生活リズムを今一度、整えよう

03 ずっと悩んでいる不調……実は自律神経のせいかも!?

自律神経が整った状態とは、交感神経と副交感神経の両方がバランスよく機能している状態です。反対にバランスが崩れたり正しく機能していなかったりすると、自律神経は乱れた状態になります。気づいていないだけで、不調の原因は自律神経の乱れからだったというケースは少なくありません。では、自律神経の乱れは、私たちの心と体にどのような影響を及ぼしているのでしょうか。

自律神経の乱れは、さまざまな悩みを引き起こします。代表的な例として、**体のだるさや疲れやすさをはじめ、血液のめぐりが滞ることで起こる片頭痛や慢性**

的な肩こり、内臓機能の低下によって起こる下痢や便秘、肌のトラブルなどが挙げられます。

乱れの影響は体だけではありません。全身にめぐるはずのエネルギーがうまく行き届かなくなり、酸素や栄養が不足すると、脳や内臓へのダメージにつながります。これによって、不眠症や不安症、やる気が出ないなどの精神的な不調を伴うおそれがあるのです。

不調が積み重なれば、重大な病気につながることも

不調は一見すると、重症に見えないかもしれませんが、それが積み重なれば恐ろしい病気へと発展する可能性もあります。また、自律神経の乱れによる不調は「自律神経失調症」と呼ばれますが、病院に行っても「まったく問題ありません」と判断されるケースが多い病気でもあります。**なかなか原因の解明につながらず、出口の見えない慢性的な不調を抱える人も少なくありません**。これらの不調を軽

不調のほとんどは自律神経

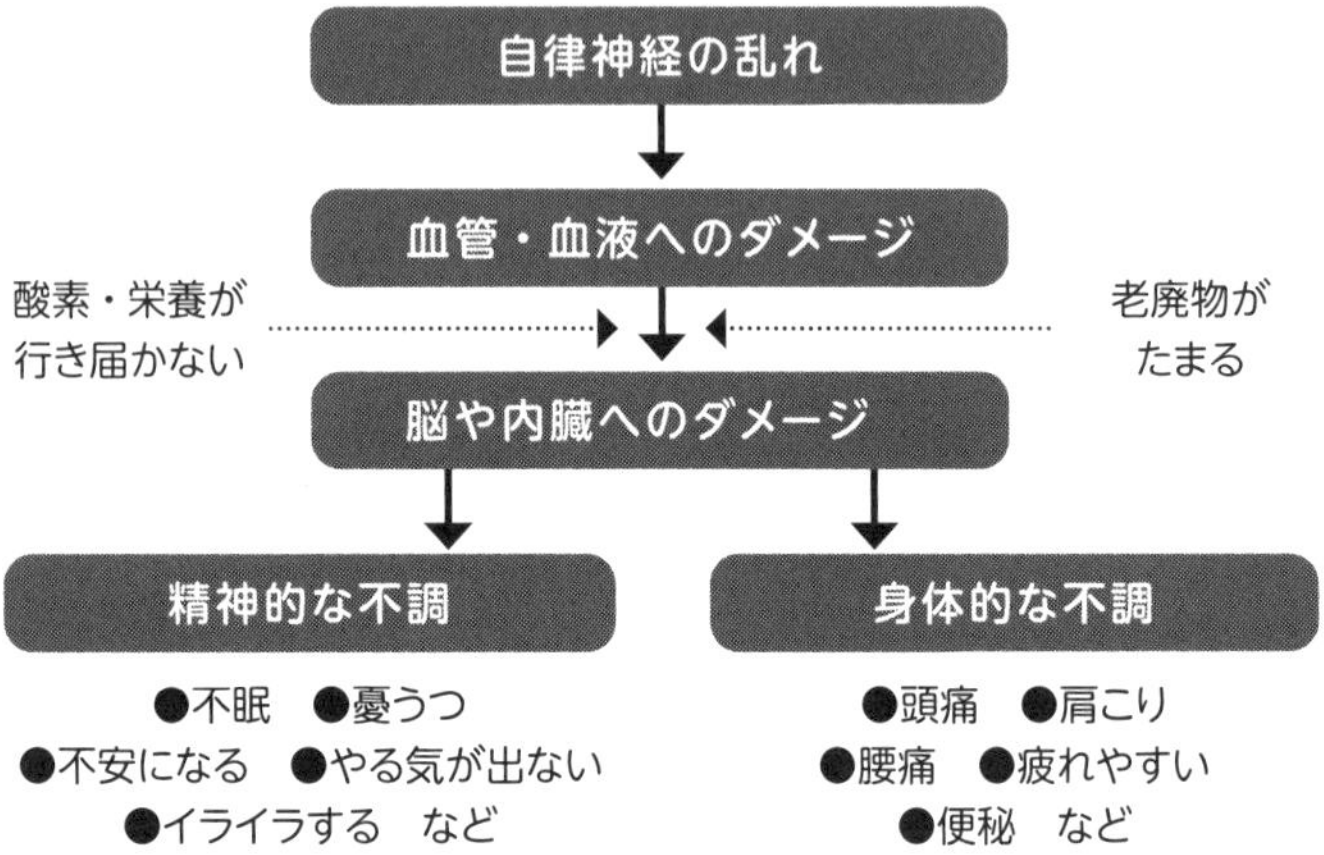

視せずに、まずは自分の症状をしっかり把握し、日頃から丁寧にケアしていくことが大切です。

また、**自律神経が乱れる主な原因のひとつとして、「加齢」が挙げられます。**一般的に男性は30代、女性は40代にさしかかったあたりから体力低下がスタートし、それと同時に副交感神経の働きが低下するということがデータでも検証されています。まずは「年齢とともに自律神経は低下しやすくなる」ということを傾向として理解しておきましょう。

自律神経の傾向を知り、しっかりケアしていくと、体の不調が改善するだけでなく「若く見られるようになる」というメリットもあります。自律神経が整うと、質のよい血液エネルギーが体中をめぐります。胃腸の調子がよくなり、栄養素をたくさん吸収できるため、肌や髪がツヤツヤしてきます。さらに、消費しきれなかった糖質を脂肪として蓄えることもありません。

つまり、**自律神経を整えている人は、実際の年齢よりも若さを保つことができる**のです。免疫力低下に伴う病気の発症を抑えるだけでなく、老化も遅らせることができるのであれば、自律神経をケアしない手はありません。

How to Rest

自律神経が整うと血液の質が上がり肌や髪がツヤツヤになる！

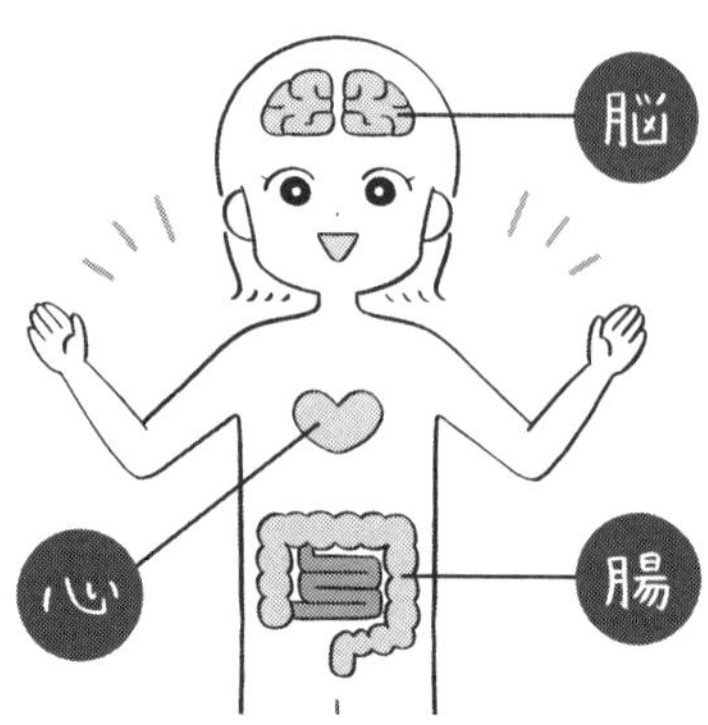
脳
心
腸

第1章

いつも体に休みをもたらす行動習慣

01 疲れがたまったときほど動くようにする

一週間の疲れがたまった週末。何もせずに、ほぼ一日中ダラダラと寝て過ごしてしまったなんて経験は多くの人にあるはず。「疲れているから何もしたくない」「週末ぐらいはゆっくりと朝寝坊したい」という気持ちは、誰しもが持ち合わせているものです。

とはいえ、何もせずにダラダラと過ごしても、「昼間もたっぷり寝たのに、週明けも体がダルい」などと感じて、結局疲れは少しも取れなかったという経験はないでしょうか。

たまった疲れから回復しようと思ったときに、何もせずに寝て過ごすというのは適切な休み方ではないのです。

自律神経のバランスを整えると、疲れからの回復が早まります。交感神経は日中、副交感神経は深夜に活性化のピークを迎えるので、日中に寝て過ごすと自律神経が乱れて疲れが抜けにくくなってしまうのです。

平日と同じ生活リズムをキープする

疲れがたまりがちな週末でも、思い切っていつもの平日と同じような生活リズムで過ごしてみましょう。もちろん、仕事などをする必要はありません。たっぷりと時間を使って趣味などに没頭するのです。普段は時間がなくてできない凝《こ》った料理にチャレンジしたり、録画していたドラマやアニメをゆっくり見たりして過ごすのもいいですね。

やりたかったことをしっかりとやることで、心身ともにリフレッシュすることができて疲労回復に役立ちます。

効率的に疲れを取るためには、平日の**仕事や買い物などから帰宅した際の過ごし方も重要**です。「疲れた〜」と、ほんの少しだけひと休みするつもりでソファに腰を下ろすと、座った途端に疲労感がドッと押し寄せてきて何もできなくなってしまいます。

ソファに腰を下ろすと、体を活動モードにする交感神経がオフになり、休・回復モードの副交感神経が活発になります。そのため、行動を起こすのが難しくなってしまうのです。帰宅後すぐにはソファに座らないようにしてください。

やるべきことを片づけてからゆっくりと休憩する

「ほんの少しだけひと休み」を我慢して、行動することが肝心。疲れていても、ここはもうひとがんばりして、家事や雑務などやらなければならないことを片づけてしまいましょう。体を動かすことによって活動モードが維持されますから、意外と作業がはかどって、思ったよりも短時間ですべてを終わらせることができるものです。

やるべきことをやったあとの時間は、リラックスタイムとしてゆっくり過ごして体と心を休めましょう。**やるべきことを終わらせていないと、「持ち帰った仕事があるのに手をつけていない」などと気になってしまって、しっかりと心身を休めることができません。**

ソファで休憩せずにそのまま動いてやるべきことをやったほうが、ゆっくり休めて疲労感を抑えられるのです。

How to Rest

ダラダラ体むより体を動かしたほうが心身から疲れが抜けやすくなる

02
いい一日のために朝は必ずカーテンを開ける

呼吸や代謝など生きていくうえで絶対に必要な生命活動のために、休むことなく体内で動き続けているのが自律神経です。自律神経には交感神経と副交感神経の2種類があり、交感神経は体が活動的なときに働き、副交感神経は体が休憩しているときに働くというのは、すでにご紹介した通りです。

ちなみに、時間帯によって交感神経のほうが働いていたり、副交感神経のほうが働いていたりします。**理想的な自律神経のリズムは、昼間は交感神経が働いてしっかりと活動し、夜は副交感神経が働いて自然と眠くなり、翌朝になるとまた**

朝日を浴びて体内時計をリセット

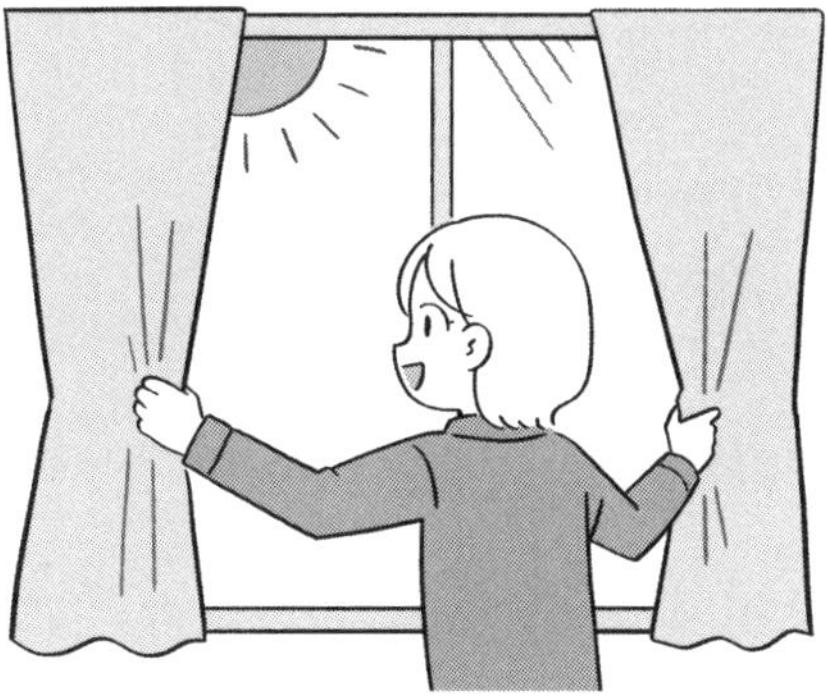

一日のはじめに朝日を浴びることで、自然とズレていく
体内時計をリセット。自律神経のリズムが整う

交感神経によって体が動き出すというものです。

健康的な毎日を送るためには、自律神経が理想的なリズムで働いている必要があります。このリズムが乱れると自律神経のバランスが崩れて、心身に疲れがたまってしまいます。

このリズムをコントロールする機能が体内時計です。人間の細胞には時計遺伝子が組み込まれていて、時計遺伝子によって体内時計が管理されています。

しかし、実は体内時計は24時間よりも少し長く設定されているのです。

体内時計を意識してリセットしないと、実際の時間と体内時計のズレが大きくなっていき、心身の不調につながってしまうかもしれません。

朝日を浴びて体内時計をリセットする

体内時計をリセットするためのいい方法は、朝日を浴びることです。目が覚めたらカーテンを開けて朝日を浴びてください。朝日を浴びると交感神経がスムーズに働きはじめ、体内時計もリセットされて正常に動き出します。気持ちも前向きになって、一日を快適にスタートさせることができるのです。

「朝日を浴びるだけ」と聞くと、そんな簡単なことなら別に意識しなくてもやっているから大丈夫と思うかもしれませんが、習慣化していないと少し寝坊した朝などにはカーテンを開けることを忘れて、その日の支度をはじめることになってしまいます。

そうならないためにも、**毎朝30分早く起きるのを心がけること**をおすすめします。ギリギリに起床して朝の準備をはじめるのではなく、今までより30分早く起きて行動を開始するのです。

時間に追われるなかで、「あれもやらないといけない」「これもやらないといけない」と焦って行動すると、心がイライラとして自律神経が乱れてしまいます。30分余裕を持って行動すると、ゆとりが生まれてしっかりと一日の準備ができ、その日一日を快適に過ごすことができるようになります。

また、どんなに忙しくてもバナナ１本でいいので朝食は食べるようにしましょう。目覚めたことを体が意識でき、自律神経を整えるうえでも役立ちます。

How to Rest

▼

朝日をしっかりと浴びることで体内時計のズレをリセットする

03

朝、無理に運動するとかえって体によくない

運動は健康な毎日を送るうえでとても役立ちます。体を動かす習慣を身につけて、運動を生活の一部にするといいでしょう。**習慣化するには、思いついたときに運動するよりも、「毎日いつもこの時間帯に運動をする」と決めてしまったほうが定着します**。習慣化して運動を定期的に続けることで、生活習慣病などを予防することができます。

心筋梗塞や脳梗塞、高血圧症、糖尿病などにかかるリスクは、身体活動量が多いほど低くなると指摘されています。体を動かすことでエネルギーが消費され、

内臓の動きも活発になり、体力・持久力が向上して代謝がよくなることで、さまざまな病気を防ぐことにつながるといわれているのです。

体が目覚めていないのでケガをするかもしれない

こう考えると運動はいいことずくめと思われるかもしれませんが、習慣化するうえで意識してほしいことがあります。それは、**朝には無理に運動をしなくてもいい**ということです。運動というと朝のジョギングやウオーキングを連想する人も多いことでしょう。人が少ない道路は走りやすいので、毎朝走ることにしようと決めている人もいるかもしれません。

しかし、朝起きたばかりの状態だと、まだ体は完全に目覚めていません。副交感神経がとても高まっている時間帯でもありますので、無理に体を動かすとケガをしたり、想定以上に疲れがたまってしまう危険性もあります。体がしっかりと目覚めるのを待ってから運動することをおすすめします。

無理な運動の代わりに朝の習慣として身につけてほしいのが体重測定です。毎朝体重を測定することは健康管理として有効です。**自分の理想の体重からプラスマイナス2kgの範囲を目安にしておきましょう**。自分の一週間前の体重と比べて2kg以上増えすぎても減りすぎてもよくないと考えてください。

毎朝体重を測ることで体調の変化に気づく

毎日の生活のなかで「最近食べすぎているかも」「運動不足じゃないかな」と思うことはあっても、なかなか行動の改善には結びつきづらいものです。しかし、体重が2kg以上増減しているというはっきりとした〝証拠〟を突きつけられると、「食生活を見直そう」「ジムに通って運動しないといけないな」などと真剣に考えられるようになります。

急激な体重の増減は、体が不調を訴えているサインかもしれません。ストレスなどによって自律神経が乱れて内臓の働きが悪くなっているとも考えられます。

毎日体重を測り続ければ、自分自身の体の変化にいち早く気づくことができるので、病気の早期発見にも役立ちます。

ただし、「昨日より体重が増えている」「昨日より体重が減っている」などとあまり神経質にとらえる必要はありません。

体重の管理自体は、先週の体重と比べる週単位、または月単位のゆるめのもので構わないのです。

重要なのは毎朝の体重測定を習慣にして、自分自身の健康状態や生活習慣の変化を把握できるようにすることです。

How to Rest

無理に朝から体を動かすことはやめて必ず１回、体重計に乗るようにする

04 時間をかけてゆっくり歯を磨く

健康のための毎日の習慣として定番なのが歯磨きです。しっかりと歯磨きをすると歯の健康を維持することができます。それだけでなく、歯が健康だと口から食べるよろこびを味わうことができて精神的な健康にもつながります。

毎朝の歯磨きは朝食後にしているという人も多いと思いますが、専門家は起床直後の歯磨きをすすめています。**朝起きた直後の口のなかは細菌が繁殖しやすいので、そのまま朝食を食べると細菌を飲み込んでしまいます。**歯磨きは朝食後ではなく、起床後にするといいでしょう。

虫歯を防ぐためにも、磨き残しがないように時間をかけて歯磨きをします。歯と歯の間や、歯と歯ぐきの境目、噛《か》み合わせの面は汚れがつきやすいので、しっかりと磨きます。

時間をかけた歯磨きには、気持ちを落ち着ける効果もあります。ゆっくり時間をかけることで、イライラを防ぐことができるのです。**寝坊してしまって心が落ち着かない状態のときほど、ゆっくりした歯磨きを心がけるようにしましょう。**ゆっくりした歯磨きでリラックスすることで、焦っているときに起きがちな、うっかりミスなどを防ぐことができます。

How to Rest

寝坊してパニックになりそうなときも ゆっくり歯を磨いて気分を落ち着かせる

05

話し方も動作もゆっくりを心がける

会社の会議でのプレゼンテーションなど、人前で話すときは誰でも緊張してしまうものです。

緊張するのは仕方がありませんが、せっかくしっかりと事前に準備したのに思うように話すことができず、考えていることが伝わらないのは非常にもったいないことです。

必要以上に緊張しないためには、自分の感情をコントロールしなければなりません。

意識してゆっくり話すことを心がけてください。心に余裕ができて、緊張や不安、ストレスなどを軽減することができます。

相手と言い争うシチュエーションになったときも、ゆっくり話すといいでしょう。怒りの感情に飲み込まれることなく、冷静に話すことができます。

ゆっくりした口調は相手を落ち着かせる

ゆっくりとした口調は自分だけでなく聞いている人にもいい影響を与えます。早口でまくし立てると聞いている人たちは焦りを感じてしまいますが、**ゆっくりと語りかけると聞いている人たちの自律神経を安定させて落ち着かせることができる**のです。

仕事の指示を出すときなどもゆっくり話してください。聞いている側は落ち着いて内容に集中することができるので誤解なく伝わりやすく、ミスを防ぐことができます。

会話だけでなく、そのほかの行動や動作でもゆっくりを心がけると、日常生活のなかで自律神経が整えられて、心身にいいコンディションをキープすることができるようになります。

焦って行動すると副交感神経が下がりますが、ゆっくり行動すると副交感神経を上げることができます。副交感神経が上がると、心身がリラックスした状態になるのです。

ゆっくりとした行動と呼吸でリラックス

出勤時に駅に向かうときなども、時間に追われて駆け足になると心身がリラックスからほど遠い状態になってしまいます。ゆっくり歩けば落ち着いた状態でいられます。移動時もゆっくりを心がけるようにしましょう。

仕事などをするときはテキパキと片づけるほうがいいと思いがちですが、焦って作業してミスをしてしまうと、結果的にいつも以上に時間がかかります。落ち着いて作業してミスを防いだほうが仕事の効率アップにつながるので、焦らずに作業するようにしましょう。

行動をゆっくりしたものにすると、自然と呼吸が深くなります。**ゆっくりと呼吸することも副交感神経を上げることに役立ちます**。そこで意識していただきたいのが深呼吸です。

深呼吸をすることで緊張や興奮がやわらいだ経験は誰にでもあると思いますが、普段の呼吸を深いものにすることで心身をつねにリラックスさせることができるのです。

How to Rest
▼
ゆっくりしゃべって行動すると自分も周囲もリラックスできる

06
一気にやるのではなく ひとつずつこなしていく

やるべきことがたくさんあって、どれから手をつけていいかわからない状態になると、パニックになりがちです。しかし、どれだけやることが積み上がっていても、ひとつずつ作業を進めていけば、必ず終わらせることができます。

パニック状態を避けるためにも、**やるべきことをひとつの大きな山とは見ずに、やるべきことの小さな一つひとつに注目するようにしましょう**。その際、ただ目についたものから作業をはじめるのではなく、必ず優先順位をつけて片づけることが大切です。

やるべきことをリストに書き出す

そのとき頭のなかで考えるだけでなく、やるべきことを紙に書き出すといいでしょう。具体的にリストアップすることで「そこまで難しい作業じゃない」「意外と簡単に終わりそう」などと把握することができて、落ち着いて取り組めるようになります。リストに書き出す項目は、わざわざ書く必要もないかなと思うようなちょっとしたことでも構いません。重要なのは事前に順番を決めて、その順番通りにひとつずつ確実に終わらせることです。

ひとつの作業が終わったら、リストにチェックを入れていくようにしてください。終わった項目にチェックマークをつけたり、塗りつぶしたりするようにしましょう。着実にやるべきことを終わらせていることが見た目にもわかるので、「自分はちゃんと作業を進められている」と達成感を味わえて、すべての作業を終わらせることへの自信が湧いてきます。

どこから手をつけていいかわからない作業の代表例としては、家の掃除があります。

日ごろから小まめに掃除ができていればいいのですが、毎日疲れていて掃除を後回しにしていて、気がついたら家中が散らかってしまった。そんな状況になると、どこから片づければいいのか途方に暮れてしまうことでしょう。

前ページで紹介したように、まずはやるべきことをリストアップします。一つひとつ片づけていけば、部屋は確実にきれいになります。

1カ所だけを毎日コツコツと片づけていく

ただし、時間がない状態だと1回でリストのすべてを片づけるのは難しいかもしれません。**そんなときは気持ちを切り替えて、1カ所だけ片づけることにすればOK**です。

平日、仕事から帰宅したタイミングで1カ所だけ片づけるなどの習慣を身につけるのもいいでしょう。１カ所という範囲は小さかったり狭かったりしても構いません。引き出しの１段だけ、棚の１列だけなどと細かく区切って整理していきます。

部屋が散らかって生活環境が悪くなると、自宅にいてもリラックスできず自律神経が乱れる原因にもなります。少しずつでも周囲の環境をきれいにしていくことで自律神経が整っていきます。

片づけの時間はあまり長くなくていいでしょう。自分の生活リズムに合わせて30分以内を目安にコツコツ作業するようにしてください。

How to Rest

やるべきことを細かくリストアップしてひとつずつ地道に片づけていく

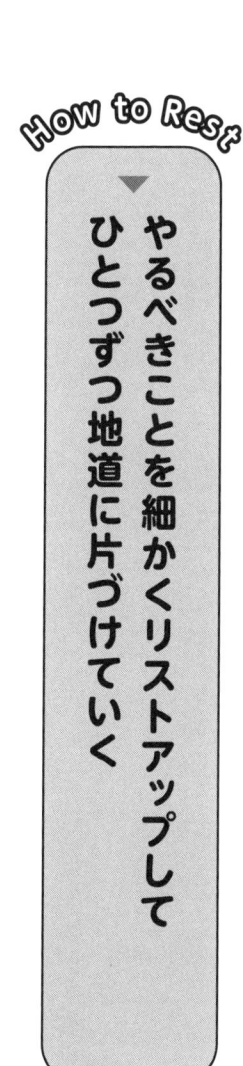

07

45分間動いたら15分間休むようにする

仕事や勉強を集中して行うためには、休憩を取ることが重要です。**人間が集中して作業できる時間は最長で90分間といわれています**。「だったら90分集中的に作業して、何分間か休めばいいのか」と思うかもしれませんが、年齢が高くなると、この集中力が続く時間も減っていきます。30歳を過ぎると、集中力が大幅に低下していくのです。

50歳を過ぎていたら、**45分間作業して15分間休むというペースが理想的**だと考えてください。タイマーなどをセットして、この時間配分で作業することを基本にするといいでしょう。

疲れていないから45分以上作業できると思っていても、必ず疲れは蓄積されています。そんな状態で作業を続けると、結果的に作業の能率は悪くなっていくのです。45分作業して15分休憩するというペースを守ることで、効率よく集中することができるようになります。

作業時間と休憩時間のメリハリをつける

45分の間は集中できるように、「スマートフォンの電源をオフにする」「お気に入りの音楽をかける」などの工夫も凝らしましょう。せっかく作業をはじめようとしても、ついついＳＮＳに見入ってしまったり、メールチェックをしてしまったりしては集中力が途切れてしまいます。ＳＮＳやメールのチェックは15分の休憩時間で行えばいいのです。

休憩時間には椅子に座りっぱなしにならないようにし、お茶を入れたり、顔を洗っ

45分動いたら15分休む

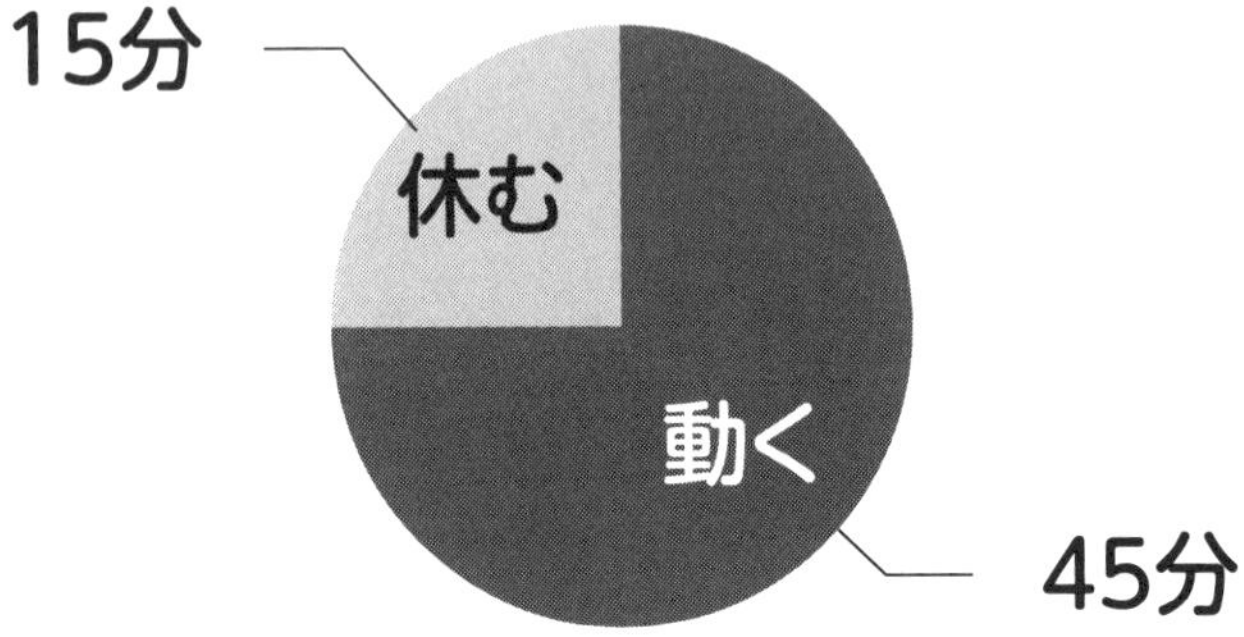

疲労が蓄積する前にリフレッシュすることで、集中力を
持続させる。結果的に効率がよくなる

たりするために席から立つようにしましょう。長時間の座りすぎは健康によくないと指摘されています。座りすぎないようにするためにも休憩時間には立って動くことを心がけてみてください。窓を開けて空を見上げるのもいいでしょう。空を見て上を向く姿勢になると、気道がまっすぐになり体内に酸素を取り込みやすくなって、自律神経が整います。ゆっくりと深呼吸すればリラックスでき、次の45分の作業に向かうための力が湧いてきます。

時間の余裕があるのなら、**思い切っ**

て外に出て短時間の散歩をするのもおすすめです。大事なのはしっかりとリフレッシュして、次の45分の作業の時間に備えることです。

このように一定の作業時間と休憩時間を組み合わせた時間管理術は、作業効率を上げるためのテクニックとして、多くのビジネスパーソンなどが実際に活用しています。よく知られているものとしては「ポモドーロ・テクニック」があります。

作業時間や休憩時間を自由に設定できる専用のアプリなどもあるので、上手に活用しましょう。

How to Rest

▼

集中力を持続させるために、45分集中、15分休憩するというペースを守る

08 自己満足的な行動で心身をリセットする

SNSが盛んになり、誰でも情報発信が簡単にできるようになりました。趣味で絵を描いたり写真を撮ったりしている人は、SNSを使えば簡単に作品を発表できます。そうなると、「どれだけ〝いいね！〟がつくか」「どれだけ好意的なコメントをしてもらえるか」が気になってくるかもしれません。

趣味は誰のためでもなく自分のためにやっているもので、自己満足で構わないはずです。**むしろ自己満足であることを心がけたほうが、普段の忙しい毎日からの心身のリセットに役立ちます。**〝いいね！〟やフォロワーの数などまったく気にする必要はないのです。

絵や写真だけではありません。たとえばスポーツや音楽が趣味なら、自分がどれだけ楽しめているのかを中心にして考えましょう。うまくなって他人から評価されるのもいいかもしれませんが、自分自身が満足できているかどうかを何よりも優先するべきなのです。

毎日の生活のなかに趣味を楽しむ時間をつくると、心身をうまくリセットできるようになります。仕事がうまくいってないときなどは、趣味によって意識的に軌道修正するようにしましょう。

How to Rest

周囲の評価を気にしない自己満足な行動をすることで心身をリセットする

09

譲る気持ちがあれば
ストレスフリーで疲れない

日々、仕事などのために社会に出て活動すると、どうしてもストレスの原因になる物事と遭遇してしまいます。こちらが気をつけていてもストレスの原因はあちらからやってきます。ストレスの原因とぶつかることは避けられないのですから、上手に受け流す方法を身につけましょう。

日常生活のなかでストレスを感じやすいシチュエーションのひとつに、行列があります。銀行のＡＴＭや人気の飲食店などの行列に並んでいるとき、なかなか列が進まないとイライラしてきます。前に並んでいる人がモタモタしていたら、さらにストレスを感じます。しかし、いくらイライラしたところで、列が早く進むことはありません。ストレスを感じても自分自身が損をするだけなのです。

自分ではなく相手を優先する考えで行動する

こんなときこそ、心身をリラックスさせてストレスから自分自身を解放しましょう。深呼吸して、**心のなかで「お先にどうぞ」と口にしてみてください**。もしあとから来た人がいたら自分の順番を譲ってもいいと考えることで、心のなかに余裕が生まれます。列がなかなか進まなくても、イライラすることはなくなるはずです。

行列だけでなく、「お先にどうぞ」は生活のなかのいろいろなシチュエーションで使えます。自分を優先するのではなく、相手を優先して行動することで、緊張やプレッシャー、ストレスから自分自身を遠ざけることができるのです。

時間に追われる暮らしでは、どうしてもイライラを感じやすくなります。そうしたストレスから解放されるためにも、余裕を持った行動をすることを心がけましょう。

移動のために電車を利用するのであれば、1本乗り過ごしても問題ないスケジュールで行動するのです。時間に間に合わせるため、急いで駅に向かい、電車に駆け込んでいると交感神経が優位になってしまいます。

余裕のあるスケジュールで満員電車を避ける

リラックスした状態をキープするためにも、交感神経を優位にしないようにします。「この電車は混んでいるから、次の電車に乗ろう」と予定を変更できるぐらい、余裕のあるスケジュールで行動するのです。

混んでいる電車では、どうしても見知らぬ人と接触します。心理学では他者が自分に近づくことを許せる距離を「パーソナルスペース」と呼びます。誰かがパーソナルスペースに侵入してくると、どうしても不快感を覚えてしまうものなのです。

このパーソナルスペースの範囲は個人差がありますが、親しい人に対しては狭くなり、他人に対しては広くなる傾向があります。

つまり、**「知らない人はできるだけ近寄らないでほしい」と考えるのは自然なこと**なのです。

満員電車ではパーソナルスペースに他人が近づきますから、ストレスを感じずにはいられません。日々のストレスを緩和するためにも、数本電車を遅らせて満員電車を避けるようにするといいでしょう。

How to Rest

相手に先を譲る心の余裕でイライラとは無縁になれる

10 予定はアプリではなく紙の手帳に記入する

日々の予定の管理をスマホに頼っているという人は珍しくありません。スケジュール管理のためのアプリにはさまざまなものがあり、その便利な機能に毎日助けられているという人も多いでしょう。

一方、これだけスマホが普及した現在でも、文房具店などでは紙の手帳がたくさん販売されています。紙の手帳を活用して日々のスケジュールを管理している人たちは大勢いるのです。紙の手帳にはさまざまなメリットがあり、今も多くの人たちから支持されています。

ペンや鉛筆を手にして手帳に書き込む時間は、スマホ中心の生活のなかでは特別なものとなります。自分に向かい合うことができて、心身がリラックスして落ち着きます。

手帳にはさまざまなメリットがある

手書きで予定を書き込むことで、記憶に残りやすくなるというメリットもあります。

自分自身で考えたマークなどを書き込むことで創造力が発揮されやすくなり、アイデアが出やすくなるということも期待できます。

アプリの場合はアップデートなどによって使いにくくなることもありますが、紙の手帳ならいつまでも好きなように直感的に使うことができます。スマホで通話しながら手帳を開いてスケジュールを確認したり、手帳に書き込んだりできるのもメリットのひとつでしょう。アプリを開いたときの広告が気になるという人にも手帳をおすすめします。

スケジュールだけでなく手書きをおすすめしたいのが日記です。「日記はつけたことがあるけれど、長続きしなかった」という人は、ぜひ「3行日記」にチャレンジしてください。

3行日記とは文字どおり、3行だけ書く日記です。内容は1行につきひとつだけ。「失敗したこと」「感動したこと」「明日の目標」を1行ずつ、計3行書くのです。長い文章を書くのではなく、内容はたった1行で計3行ですから、「面倒くさくなって、日記を書くのをやめた」とならずに済みます。

3つのことを書き出すと心に余裕が生まれる

失敗したことを書くのは、自分のなかのネガティブな感情を整理するためです。失敗の原因に客観的に向かい合えるので同じ失敗をしなくなります。

感動したことを書くのは、その日一日の価値を自分で再確認するためです。「こんないいことがあった日だったんだ」と思えるようになり、落ち込んだ気持ちから立ち直ることもできます。

明日の目標を書くのは、次の日のゴールを明確にするためです。自分が何をやるべきかがはっきりしてくるので、すっきりした気分で眠りにつけます。

３行日記を毎日書くことの最大の効果は、日々の不安が消えるということです。「失敗したこと」「感動したこと」「明日の目標」の３つを書き出すことで、自分自身を客観的に見つめることができて、心のなかに余裕が生まれます。この余裕が自律神経の安定につながるのです。

How to Rest

毎日の予定や日記を手書きで書くことで心に余裕が生まれる

11 家で過ごすときはゆったりしたものの服を選ぶ

リモートワークが定着して、今までより自宅で過ごす時間が増えています。本来ならどこよりもリラックスできる場なのに、「自宅で過ごしても、なんだか疲れを取ることができない」なんて悩みを抱えていませんか。そんな人は自宅で過ごす際の服装を見直してください。

ポイントは体を締めつけないということです。**服はなるべくゆったりしたもの、伸縮性のあるものを選びましょう**。ひもで締めるタイプのズボン、ゆるめのTシャツやトレーナーなどがおすすめです。

下着やパジャマも強いゴムを使っているものは避けてください。下着が体を締めつけることで、リンパの流れを妨げてむくみの原因になることがあります。可能ならベッドに入るときは下着を外して体をリラックスさせてください。

安眠のためには締めつけ厳禁

窮屈な服装だと膀胱《ぼうこう》が刺激されて夜中、トイレに行かなければならないかもしれません。夜中のトイレは安眠の邪魔なので、よく眠るためにもゆったりした服装で寝ましょう。

パジャマも上下セパレートタイプのものなら、ズボンはゴムではなく、ひもタイプのものを選んでください。体を締めつけないという意味では、ゆったりとしたワンピースタイプもおすすめです。最近はちょっとした外出もできるタイプや昼間の部屋着として使えるワンピースパジャマもあるので、デザインで選んでもいいでしょう。ボタンや縫い目の感触が気になる人は、ボタンがないタイプ、縫

ゆったりした服装でリラックス

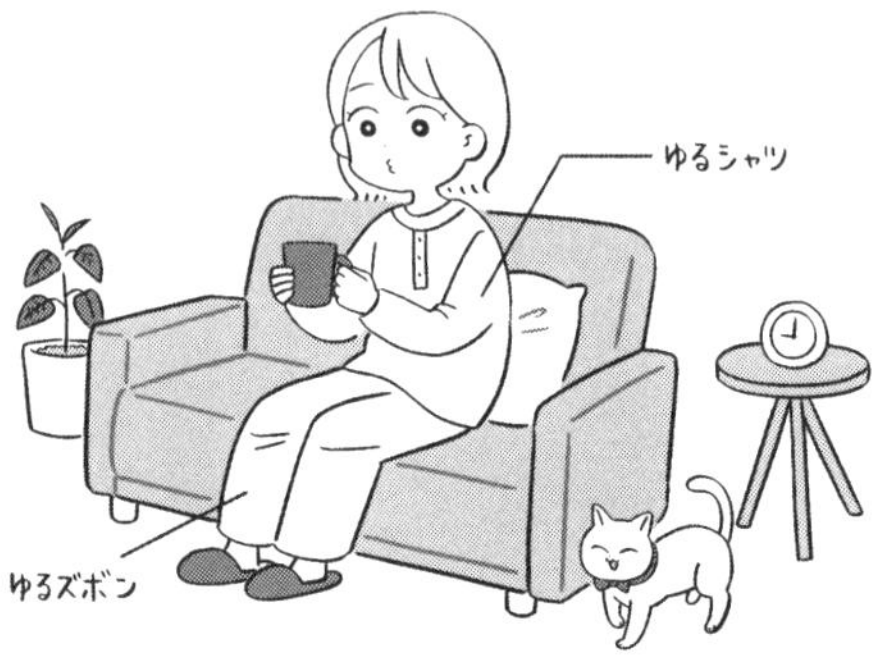

体を締めつける服装は、リンパの流れを妨げ、むくみの原因に。家ではゆったりした服装でリラックスしよう

い目が肌に当たらないデザインになっているタイプを選んでください。

パジャマは素材にもこだわりましょう。ポイントは吸湿・吸水性です。人間は寝ている間に冬でもコップ一杯程度の汗をかくといわれています。吸湿・吸水性に優れた素材なら、寝ている間に汗をかいても快適です。

おすすめの素材は綿、麻です。**どちらも吸湿・吸水性に優れているだけでなく、家庭で洗濯しやすいというメリットがあります**。夏は涼しげな麻、冬は暖かさを保ってくれる綿と季節によって素材を使い分けてもいいかもしれません。

肌触りという面ではシルクもおすすめです。値段は高くなりますが、すべすべとした肌触りのため、摩擦や刺激を感じにくいのです。敏感肌の人はシルクのパジャマを選んでみてもいいでしょう。

触り心地のバリエーションが豊かなのはポリエステルやナイロンなどの化学繊維です。毛足が長くてフワフワしたものから、しっとりめでやわらかいものまでさまざま。天然繊維に比べて耐久性や速乾性が優れているので、手入れが簡単です。店頭で実際に触ってみて、気に入ったものを選んでください。

How to Rest

家で過ごすときと寝るときは体を締めつけない服を選ぶ

12 体が温まると交感神経から副交感神経へスイッチ

疲れた体を癒やしてリラックスさせるためには、お風呂に入りましょう。お風呂にリラックス効果があることはよく知られていますが、実は理想的な温度があります。あまりにも熱いお湯は体に負担がかかります。42℃以上だと、交感神経が急激に上がって血管が収縮するので、脳卒中や心筋梗塞などのリスクも高まってしまうのです。

適切な温度のお湯に入れば、手足の末梢神経が拡張して、血行がうながされ、筋肉や関節が柔軟になり、体の疲れが取れます。

理想的なのは39～40℃のぬるめのお湯。このお湯に15分間ゆっくりつかりましょう。最初の５分間は首までしっかりつかって、残りの10分間はみぞおちまでの半身浴にしてください。

この入浴方法を実践すると、体を芯から温めることができます。温まった体は交感神経から副交感神経へ切り替えるスイッチがスムーズに入るようになります。副交感神経は体を休めるときに働くものですから、ベッドに入ればしっかりと熟睡できるでしょう。なお、入浴中は汗をかいて体内の水分が失われていますので、入浴後の水分補給も忘れないでください。

How to Rest

ぬるめのお湯に５分つかって あとの10分は半身浴

13

先回りして準備しておけば ぐっすり気持ちよく眠れる

仕事やプライベートのお出かけなど、翌日に何か用があるのなら、寝る前に出かける準備をしておきましょう。先回りして準備しておくことで、明日のことを気にせずぐっすりと気持ちよく眠ることができます。

まずは、改めて手帳やスマホなどで明日のスケジュールをチェックして、何が必要なのかを確認します。TPOに合わせた服装をあらかじめ選んでおくと、翌朝に余裕が生まれます。普段着ないようなフォーマルな格好をするのなら、その服装に合わせた靴も出しておきましょう。

カバンや財布の中身もチェックしておきます。カバンに必要なものが入っているかを確認します。**「支払いのときに財布を開いたらお金が入ってない」ということがないように、財布に入っているお金もチェックしておいてください。**

普段行かない場所が目的地なら、事前にネットの路線検索サービスを活用して、どの路線を使うのか、どの駅で乗り換えるのか、何時ごろに出発すればいいのかも調べておきます。

前日の準備で慌ただしい朝とさようなら

しっかりと準備をしておけば、朝起きてから「あれがない」「これがない」と焦ってしまうトラブルとは無縁でいられます。リラックスした状態で朝を過ごせるので、自律神経も乱れません。

朝は自分のなかの能力が高まる時間帯ですが、前日の夜にしっかり準備をしておくことで、その能力を無駄にせずに済みます。事前の準備があって何をすれば

就寝前30分はスマホ禁止

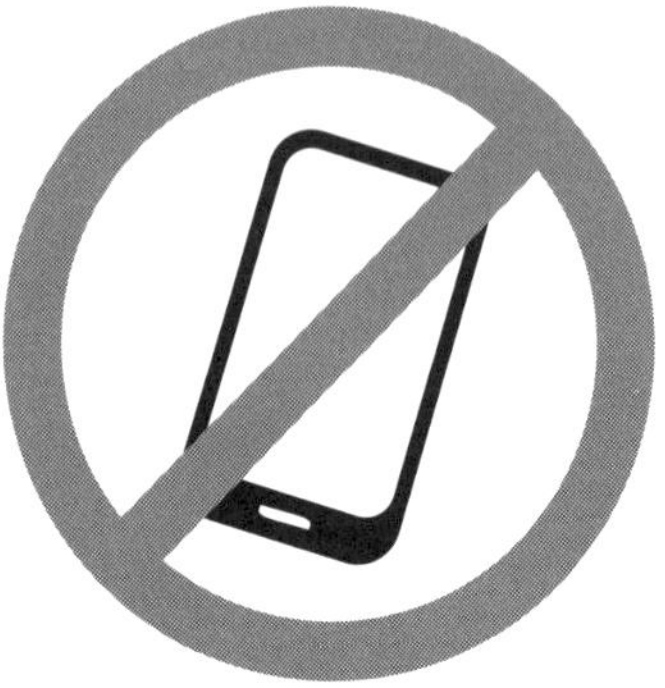

スマホやパソコンのブルーライトを浴びると、交感神経が優位になり、深い睡眠に入りにくくなる

いいのかわかっているので、スムーズに一日をはじめられるのです。

用がある日の前日は、なるべく早く眠って、朝は余裕を持って行動できるようにしたいものです。ところが、そんなときに限ってなかなか寝つけないという経験をしたことがある人もいるのではないでしょうか。

安眠を妨げる原因にはさまざまなものがありますが、スマホやパソコンの画面が出すブルーライトはよくないと指摘されています。ブルーライトを浴びると、体の活動性を高める交感神経が優位になってしまうので、深い睡眠に入りにくくなってしまうのです。

スマホやパソコンから頭のなかに入ってくる情報も、快眠にとってよくありません。たとえば、「寝る前にＳＮＳを見て大好きなミュージシャンの最新情報を知った！」という場合、興奮状態になって、なかなかすぐには眠れなくなってしまいます。

スマホやパソコンは寝る30分前になったら触らないようにしましょう。スマホを近くに置いておくと、ついついチェックしてしまうかもしれないので、手の届かないところに置いて電源もオフにしてください。

How to Rest

前日の夜に準備をして スマホに触らず安眠する

14
週に一度でいいので良質な睡眠デーをつくる

疲れを取るには良質な睡眠が欠かせません。睡眠のゴールデンタイムは一般的に午後10時～午前2時だと考えられています。この時間帯に眠ると、成長ホルモンが活性化して疲労回復がうながされるのです。

しかし、仕事など、さまざまな事情によって午後10時にベッドに入るのが難しいこともあるでしょう。そうした場合は、睡眠時間が1時間だけでも午後10時～午前2時に重なるように心がけてください。

睡眠時間が短い、あるいは就寝時間が不規則な状態が続くなら、**週に一日でい**

いので良質な睡眠デーをつくるようにします。この日は、睡眠時間を7時間はとって、さらに睡眠のゴールデンタイムにしっかりと眠るようにするのです。

睡眠デーを平日にするなら、その日は残業せず、つき合いの飲み会なども遠慮して、まっすぐ家に帰ります。70〜71ページで紹介した通り、ぬるめのお風呂に入って体を温め、パソコンやスマホは触らずにベッドに入ってください。

休日が睡眠デーなら、昼間にウオーキングなどの運動をしましょう。日光を浴びながら適度な運動をすることで、セロトニンという物質がつくられます。**セロトニンは夜眠るためのメラトニンを生成するので、快眠につながるのです**。

How to Rest

どんなに忙しい状態が続いても週に一度は良質な睡眠をとる

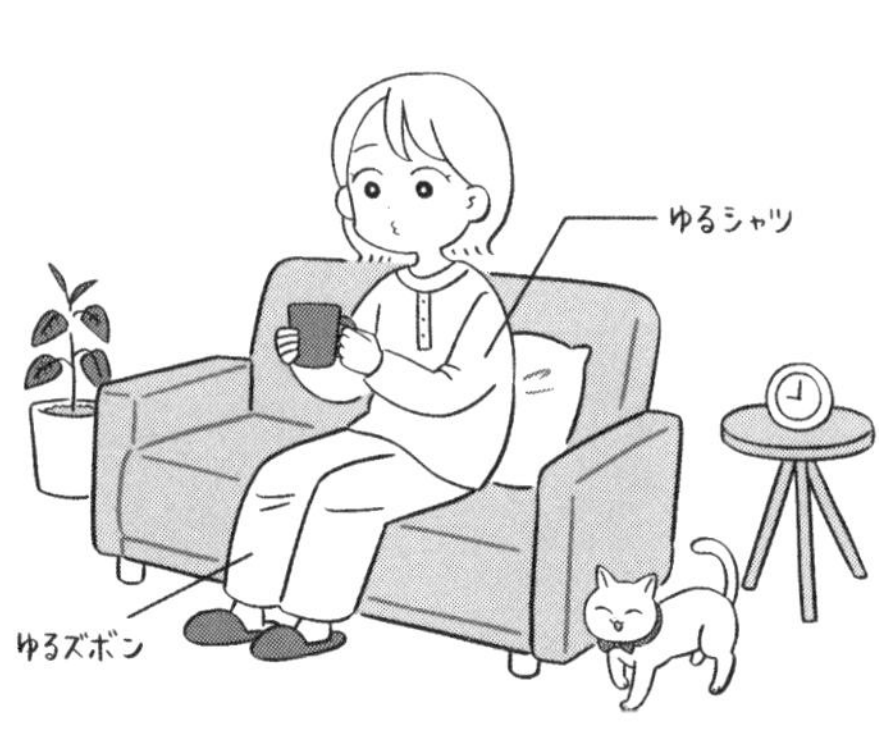
ゆるシャツ
ゆるズボン

第2章

日常に安らぎを与えるマインドセット

01 たった1ミリの心持ちでその後が大きく変わる

せっかく能力を持っているのに、うまく発揮できない人がいます。スポーツでたとえるなら、運動神経がよく、身体能力も高いのに、なぜか試合では思うように活躍できないタイプの人です。

仕事においても、能力を持っているはずなのに十分に活かすことができなくて、結果を出せない人がいます。

能力はただ持っていれば活用できるというものではありません。能力を発揮するには、実は意識の持ち方が重要なのです。**意識の方向をたった1ミリ変えるだ**

けで、能力を発揮できるようになることがあります。

スタート地点での小さな差がどんどん広がっていく

人生をグラフ上の直線で表すとするなら、スタート地点で直線の方向を1ミリだけ上向きにすると、先に進むほど直線はぐんぐん上に向かって伸びていきます。**スタート地点ではたった1ミリの差でしかなかったのに、先に行けば行くほど差は大きくなるのです。**

反対にスタート地点で1ミリ下向きにすると、将来的には大きく下がった状態になってしまいます。こうした意味でも意識の持ち方はとても重要なのです。

能力を発揮するために必要なちょっとしたことを、今からでもいいのではじめてみましょう。地道な練習が必要であるのなら、少しずつでいいから練習を続けていくのです。そのように努力を習慣化すると、1年後、5年後、10年後には、はっきりと目に見えるかたちで望んでいた結果が得られることでしょう。

能力がうまく使えるようになって、自分でも調子がいいなと感じるようになったとします。実はそういうときほど注意が必要です。調子がいいときこそ、人はミスをしがちだからです。

体の調子がいいと副交感神経が優位すぎる状態になって、気が大きくなったり、油断しやすくなって、思わぬ失敗をしてしまうことがあります。

プロセスがよくても結果が出なければ意味がない

失敗をしないように慎重になる必要がありますが、失敗してしまった場合には、そのことをしっかり向き合わなければなりません。調子がいいときは、自分がうまく動けていると実感していますから、「ちょっとしたミスで結果が出なかっただけ」「ゴールに向かうプロセスは悪くなかったから、そこは反省する必要はない」などと考えがちです。

もちろんプロセスは重要です。必要な手順をしっかりと間違いなく踏んでいるかどうか確認しなければなりませんし、プロセスに間違いがあるなら修正する必要があります。

ではプロセスに間違いがなければ、結果が出ていなくてもいいのでしょうか。

結果が出ていないのであれば、やはりプロセスになんらかの問題があったのだと思われます。

今まで気づかなかった問題があるはずという前提でプロセスを見直すことで、新たな課題が浮かび上がってきます。プロセスを重視しすぎないことで、しっかりと結果が出せるようになるのです。

How to Rest

▼

意識の持ち方ひとつで能力を出せるかどうかが大きく変わってくる

02

ストレスは複数あると受け入れられる

本書ではストレスから自分を解放するためのさまざまな方法を解説しています。自律神経を整えるためには、できるだけストレスを遠ざける必要があります。

しかし現実に目を向けると、完全にストレスをなくすことは不可能だともいえます。人生にはストレスがつきものです。だから古代から哲学などが発展し、現代ではヨガやアロマテラピーなどストレスを軽減するためのさまざまな方法が生まれているのです。**人が生きるうえでストレスから完全に自由になれるとは考えないほうがいいでしょう。**

How to Rest

ストレスにくよくよせず「このぐらいなら平気」と考える

「ストレスがゼロの状態が理想で、それを目指すべき」と考えてしまうと、ストレスが少しでもある状態に耐えられなくなり、かえってストレスに弱くなってしまいます。

むしろ、「ストレスを複数抱えていても問題ない」と意識を変えましょう。複数のストレスがある状態だと、一つひとつのストレスについて必要以上に気にすることがなくなり、くよくよしなくなります。

ひとつのストレスに振り回されて自律神経を乱すのではなく、「このぐらいのストレスなら平気」と余裕を持って接するようにすればいいのです。

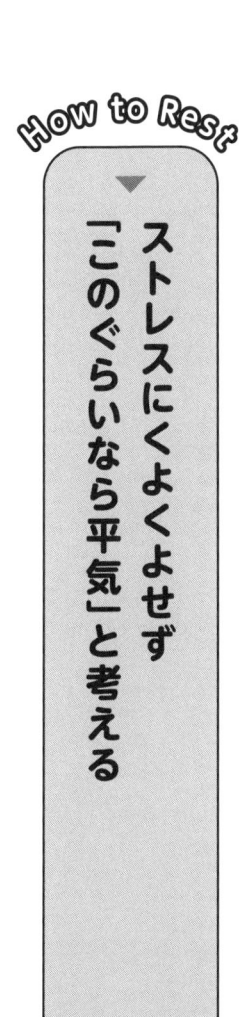

03 朝、目覚めて少し経ったら日々に感謝する

心を安定させるためには、なるべく愚痴《ぐち》や弱音などマイナスの言葉を口にしないほうがいいでしょう。自分が内側に抱えているネガティブな感情を言葉にすると、自分自身のよくない状態をはっきりと意識することになり、心が不安定な状態になってしまうのです。

反対にネガティブな言葉ではなく、ポジティブな言葉を口にすれば、心の安定につながります。一日をいいかたちでスタートさせたいと思うのであれば、朝目覚めたときに感謝する習慣を身につけることをおすすめします。

一日のはじまりに日々に感謝する

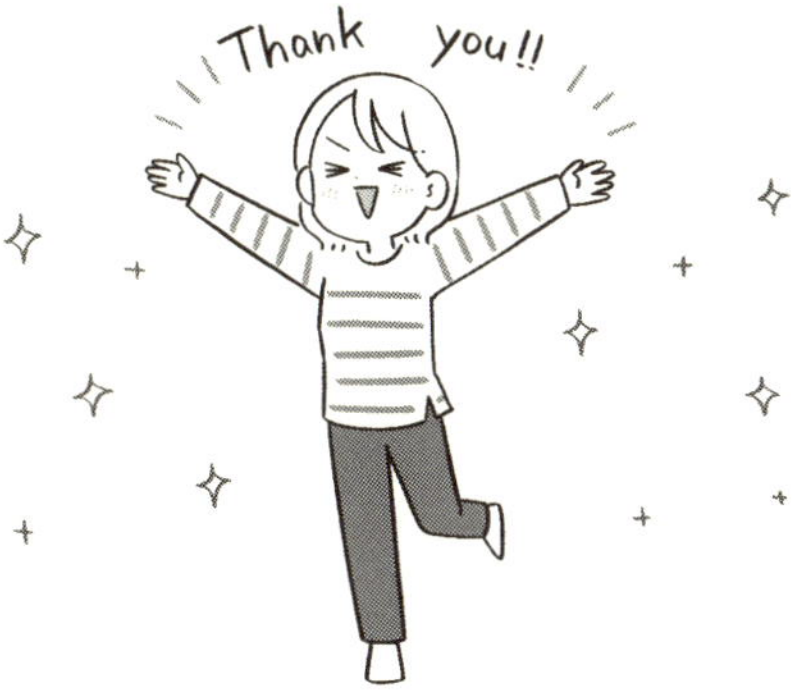

朝はポジティブな言葉で一日をスタート。毎朝の積み重ねで、心が安定していく

「今日も朝を迎えられました。感謝します」といった感謝の言葉を口にします。「自分は無宗教だから感謝する対象がいない」という人もいるかもしれませんが、感謝の対象はなんでも構いません。重要なのは、ポジティブな言葉を毎朝積み重ねることです。そうすることが心を安定させます。

無事に朝を迎えることを当たり前と思うかもしれませんが、大きなトラブルや問題がないということは実に幸せなことです。朝を迎えることができたことへの感謝を口にすることで、そのことをしっかりと意識することができます。何気ない毎日が輝いて見えてくるので、毎日が充実したものに感じられるようになるのです。

自分自身に今日の体調を聞くようにする

感謝の言葉を口にしたあとは、自分自身と対話する時間をつくるといいでしょう。もうひとりの自分自身に語りかけるようなかたちで、今日の体調がどのような感じかを確かめるのです。

目を閉じて自分自身に声をかけてください。「目覚めはどうだった?」「よく眠れた?」「胃の調子はどう?」「顔はむくんでない?」「おしっこの色や出方はどうだった?」「声の調子はどう?」「痛みや痒《かゆ》みを感じるところはない?」と自分に語りかけて、自分のコンディションをチェックします。

チェックにかかる時間は5分程度です。すぐ終わるので、毎日の習慣にすることも難しくありません。**朝、体調チェックをすることで、体調がよければ「今日**

も調子がいい。今日はいい一日になる！」とポジティブな気持ちで一日をはじめられます。どこか悪いところがあっても、いち早く不調に気づき、「気をつけないといけない」「体調がよくなるように心がけよう」と前向きに考えることができます。

体調を大きく崩してしまうのは、体が出している自分の不調のサインに気づかず手遅れになっている場合が多いものです。毎朝体調をチェックすれば、自分自身の体調の変化に敏感になり、体の悪い状態にもすぐに気づくことができるようになります。

How to Rest

▼

毎朝起きたら感謝の言葉を口にし自分に話しかけて体調をチェックする

04

「何とかなるさ」と気楽に構える

自分自身にポジティブな言葉で語りかけると、心を安定させることができます。

失敗やトラブルで悩んでいるときには、とりあえず「何とかなるさ」と自分に声をかけましょう。

「何とかなるさ」という言葉に、「こうすれば事態は改善するはず」「この問題の解決策が見つかった」などといったはっきりとした根拠がなくても大丈夫です。

「何とかなるさ」「もっと気楽に考えて」「あなたなら大丈夫」と語りかけることで、ストレスや緊張感で張り詰めてしまっている自分自身をやわらげてください。

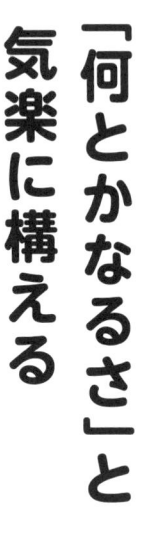

愚痴を言っても心はすっきりしない

特にひとりでがんばりすぎてしまうタイプの人は、意識して「何とかなるさ」と自分に声をかけるようにしたほうがいいでしょう。つい愚痴を口にしてしまう人は、愚痴ではなく「何とかなるさ」を口ぐせにしましょう。愚痴を言うことでストレスを解消したつもりでも、ネガティブな感情は消えずに心のなかに残ってしまっているものです。そうした感情は自分自身の足を引っ張るので、「何とかなるさ」という言葉で心を楽にしましょう。

自分の人生を切り開くためにはがんばる必要もありますが、がむしゃらにがんばりすぎると自分がすり減ってしまいます。**むしろ「何とかなるさ」と気楽に構えていたほうが人生の豊かさにつながります**。

張り詰めてしまっている自分をやわらげる方法としては、空を見上げるというものもあります。

大きく広がる空を見ると、自分の抱えている問題が小さく見えてくるものですが、実は自律神経の観点から考えても空を見上げることには大いに意味があるのです。

嫌なことがあると、人は文字どおり背中を丸めてうつむきがちになります。うつむいた状態だと気道が狭くなり、呼吸が浅くなります。こうした状態では人はリラックスすることができません。

空を見上げて「何とかなるさ」と口にする

反対に、空を見上げると上を見る姿勢になります。

この姿勢をとることで気道が開いて自然と呼吸が深くなり、心身がリラックスするのです。

空を見上げたら、先ほど紹介した「何とかなるさ」という言葉も口にするようにしましょう。抱えている悩みごとや心配ごとから自分自身を解放することができます。

スマホを長時間使っているような状態だと、人はうつむいた姿勢になって呼吸が浅くなりがちです。

「自分はスマホに向かい合っている時間が長い」という自覚がある人は、一日のなかで何回か空を見上げる時間をつくってください。

また、デスクワークで長時間座り続けることも健康によくないと指摘されていますので、一日に何回か空を見上げるために、椅子から立つようにするといいでしょう。

How to Rest

「何とかなるさ」という言葉でストレスや緊張感をやわらげる

05

感謝の気持ちを意識して「ありがとう」と口にする

買い物をしたり、飲食店で食事をしたりしたときに店員さんに「ありがとう」と言わない人がいます。「こっちはお金を払っているのだから、サービスを受けるのは当然の権利。わざわざ感謝する必要はない」と考えているのかもしれませんが、感謝の言葉を口にする効果は絶大なので、「ありがとう」と言わないのはもったいないことです。

「ありがとう」と口にすると、言った側も言われた側も心が安定します。また、ポジティブな感謝の言葉を口にしたため、次に続く言葉は自然と攻撃的でなくなります。感謝の言葉によってその場の雰囲気が穏やかになり、そこにいる誰もがリラックスできるのです。

お店だけでなく、家庭や職場でも、もちろん「ありがとう」という言葉は効果を発揮します。家族や同僚、部下などが自分のために何かしてくれることを当たり前のこととは思わず、「ありがとう」と言ってみましょう。

言われた相手は、あなたの感謝の言葉を気持ちよく受け入れてくれるはずです。「ありがとう」によって人間関係が円滑になるので、日々の生活の幸福度や充実度がぐっと上昇します。

How to Rest

何かしてもらったら当然のことと思わず「ありがとう」と感謝する

06

ため息をつくことはリフレッシュにつながる

「ため息をつくと幸せが逃げる」という言葉を聞いたことはありませんか？　人はがっかりしたときや心配ごとがあるときなどにため息をつくので、そうしたネガティブな精神状態を避けるという意味で、ため息をつかないほうがいいと考えられたのかもしれません。

しかし、**ため息には体をリラックスさせる重要な働きがある**のです。悩みごとなどによって体が緊張して呼吸が浅くなったときに、バランスが崩れた自律神経の働きを回復させるためにため息が出るのです。「ふーっ」と長く息を吐き出す

ため息で体をリラックス

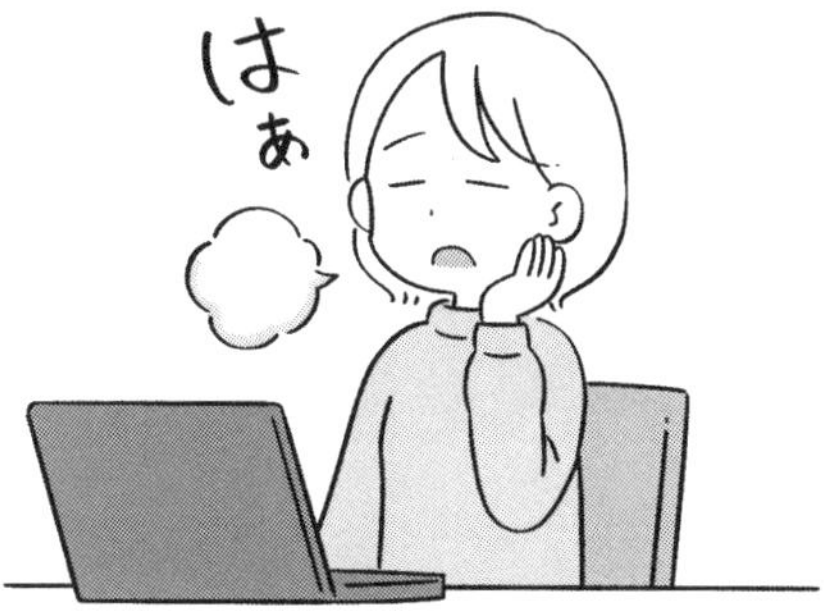

ため息をついて長く息を吐き出すと、呼吸が深くなり、
体をリラックスさせる副交感神経が働く

ことで呼吸が深くなり、体をリラックスさせる副交感神経がしっかりと働き出します。

ため息は体にいいものですから、我慢する必要はありません。ため息をつかないでいると、脳や内臓などに酸素が行き渡らなくなります。血流も悪くなるので、頭痛や肩こりなどが起きてしまうかもしれません。

本当に疲れ切った状態になると、自律神経の働きが低下して、ため息も出せなくなります。ため息が出るうちは心身のバランスを改善するチャンスだと考えましょう。

ため息は心身をリラックスさせるのに役立ちますが、ボーッとする時間帯もストレスを緩和させるうえで重要です。**「ボーッとする」と聞くと、何もしていない、何も考えていない状態だから意味がないと考えられがちですが、脳のパフォーマンスを上げるために役立っている**のです。

何も考えてないときに活発になる神経回路が存在する

何も考えずぼんやりしているとき、脳は「デフォルト・モード・ネットワーク（以下、ＤＭＮ）」が働いた状態になっています。ＤＭＮとは脳の神経回路のひとつで、頭を使っていないときだけ活発な状態になるという特徴があります。

ＤＭＮが活発なとき、自分では気づいていませんが、脳は情報を整理していて、いわば脳内の編集作業を行っています。脳は無意識の状態のときに、次の行動のための準備をしているのです。

How to Rest

ため息やボーッとする時間は生きていくうえでとても大事

仕事や創作のためのアイデアを考えているとき、必死に考えているときは思いつかなかったのに、ボーッとしているときに突然アイデアが思い浮かぶことがあります。これはＤＭＮが無意識状態のなかで働いた結果なのです。

仕事などで忙しいときには「ぼんやりしている暇はない」と思うかもしれませんが、脳を休ませるためにもボーッとする時間をつくったほうがいいでしょう。その間にＤＭＮが働いてくれるので、仕事で活かせるアイデアが次の瞬間には思い浮かんでくるかもしれません。仕事に役立てるという意味でも、積極的にボーッとしましょう。

07 疲れたときほどロックを聴いて癒やされよう

音楽は精神状態にさまざまな影響を与えます。好きな音楽を聞けば、心身がリラックスして副交感神経の働きが高まるのです。

音楽好きの人は気分に合わせて聴く音楽を選びます。「気分を高揚させたいから、ダンスミュージックを聴こう」「リラックスしたいから穏やかなヒーリングミュージックを聴こう」などと考えているのではないでしょうか。

しかし、癒やし系といわれるヒーリングミュージックには、実は自律神経を整える働きはあまり期待できません。

How to Rest

あまり速くない、テンポが一定の曲を聴くと自律神経のバランスが整う

自律神経を整えるうえでは、規則的なリズムが効果的です。テンポが一定で、あまり音階の変化がない音楽がいいのです。そう考えると、ヒーリングミュージックよりも、むしろ規則的なリズムを持っているロックのほうが自律神経を安定させる効果があるといえます。

ただし、テンポが速いアップテンポの曲は自律神経の乱れにつながる可能性があるので、そういった曲は避けたほうがいいでしょう。好きなロックバンドの音楽から、テンポがあまり速くない曲を選んで聴くようにすれば、一日の疲れを取るのに役立ちます。

08 いつでも初心者のマインドを持つ

気持ちの若々しさを保つには、新しいことへのチャレンジが有効です。スポーツや芸術、工芸、料理などで今までやったことがないものをはじめてみるといいのではないでしょうか。

年齢を重ねても、初心者の立場になると、新鮮な感覚でさまざまなことを学べます。仕事などでキャリアを重ねているのなら、久しぶりに教えられる立場となることにも刺激を受けるでしょう。

新しくチャレンジするのがヨガやアロマテラピーなどであれば、自律神経を整

いつだって初心者というマインドが大事

新しいことへのチャレンジは、気持ちを若々しく保つカギ。
初心者のマインドになれば、新鮮な感覚が蘇る

える趣味を生活のなかに取り入れることができ、日々の疲れを癒やしてリラックスする効果が期待できます。

新しいことにチャレンジするときに意識してほしいのはマインドフルネスの心構えです。

マインドフルネスとは物事のとらえ方のひとつで、グーグルなどの大企業が注目していることでも有名です。

東洋文化の瞑想《めいそう》がルーツで、「こうあるべきだ」という思い込みから自由になり、あるがままの安定した精神状態をつくり上げます。

今この瞬間を全力で楽しむ

マインドフルネスは不安や恐れ、心配から自分を解放する手段として注目されていますが、特徴的な考え方として「今、目の前のことに集中する」というものがあります。

自分が抱える問題について考えていると、さまざまな心配ごとが頭のなかに浮かんできます。マインドフルネスでは、そうした心配ごとではなく、今この瞬間に集中します。そうすることで、不安やストレスから自分自身を解放することができるのです。

新しい趣味に挑戦するときも「周りからどう見えるかな」「失敗したら笑われるかな」といった考えが浮かぶかもしれませんが、そうした雑念とは向き合わずに、「今この瞬間を楽しむ」ことが大事なのです。余計な心配ごとから解放されるので、しっかりと趣味を楽しむことができます。

マインドフルネスは多くの企業が注目して社員研修などに導入していますが、期待されている主な効果は「集中力の向上」「感情のコントロール」「コミュニケーション力の向上」などです。

今ある目の前のことだけに向かい合うので、集中力が向上します。また、自分の内面を見つめて理解するので、自分自身の感情をコントロールできるようになります。これらのことから、仕事のパフォーマンスも向上するといわれています。

そして、心が安定してイライラすることが減り、周囲に対する理解も深まるので、他者とのコミュニケーションがうまくいきます。

How to Rest

▼ビギナーになって新しいことに挑戦し余計なことには目を向けない

09 ルールをつくって自分を縛りつけない

本書のなかでは、ストレスから自由になり、自分自身の疲れを取るためのさまざまな方法を紹介しています。取り入れやすいものから、ぜひ生活のなかで実践していただきたいのですが、ここで重要なのは**「〇〇をしなきゃいけない」というルールにとらわれてはいけないということ**です。

本書のなかで「〇〇を習慣にしてください」と書いてあっても、場合によっては実践できない日もあるかもしれません。そんな日があっても決して自分を責めてはいけません。

重要なのは、①「毎日やることが大事」、②「体は酷使しなくていい」、③「できなかった日があっても、またはじめればＯＫ」という考え方です。①で毎日やることが大事としていますが、同時に③ではできない日があっても構わないとしています。つまり、大らかな気持ちで臨機応変に実践すればいいのです。人間なのですから、時にはサボる日もあります。「サボったから自分はもうダメだ」などと考えず、「明日やるからいいか」とゆるい気持ちでいてください。習慣化するなら楽しんでやることが大事です。ルールに縛られず、楽しい気持ちで続けていきましょう。

How to Rest

「サボってもＯＫ」と考えて大らかな気持ちで楽しむ

10

ネガティブな感情は捨ててしまう

自律神経と心理状態の間には深い関係があります。自律神経は体の状況に影響を与えるので、その人がどういう気持ちでいるのかが体に強く結びついているのです。

ネガティブな感情を引きずっていると交感神経の働きが高まって、体内で大量の活性酸素が増えます。**活性酸素とは、呼吸で取り込んだ酸素が通常よりも活性化された状態のもの**です。活性酸素には細胞伝達や免疫機能の働きがあるので、健康を保つうえで必要なものなのですが、強い酸化作用も持っていて、体をさびつかせる危険性があると指摘されています。

通常であれば酸化作用から体を守る防御機能が働くのですが、活性酸素がたくさんつくられると、体は強い酸化ストレスを受けます。その結果、老化（シミ、しわなど）、疲労につながるだけでなく、生活習慣病、脳神経疾患、白内障などの病気のリスクも高まります。

活性酸素は腸内環境を悪くする

活性酸素は腸内環境を乱す原因にもなります。近年、腸内環境の重要さが注目されていますが、腸内環境は体全体の働きにも深くかかわっています。腸でつくられた物質が脳に送られるなど、脳は腸とも互いに影響を及ぼし合っているので、腸内環境が乱れると脳はストレスを感じて精神状態が不安定になってしまいます。

ネガティブな感情は体のさまざまなところに悪影響を及ぼすので、心身を安定させるためにもネガティブな感情を引きずらないようにしないといけません。

ネガティブな気持ちにならないようにするという意味では、予定が空くことを悪いことだと考えないようにしてください。忙しい毎日を送っていても、何かの拍子に予定がぽっかりと空くことがあります。慌ただしく動いている周囲を見て、「自分だけのんびりしていいのだろうか」と心配になったり罪悪感を覚えたりするかもしれませんが、むしろ**スケジュールが空いたことで新しいチャレンジをできる余裕が生まれたとよろこんだほうがいいでしょう**。

スケジュールがびっしりと埋まっているのが当たり前という人は、空いたスケジュールに何か予定を入れたくなっても、あえて空いたままにしてください。新しいことに挑戦したり、遅れている案件を進めたりする日と考えるのです。

自分が自由にスケジュールを組める立場なら、積極的に週に一日、予定を入れない日をつくってもいいでしょう。予定に振り回されない日が定期的にあることで、うまく心身をリセットすることができます。

手入れしていない靴をきれいにする

空いた時間の過ごし方ですが、もし特にやることがないのなら、普段掃除が行き届いていない靴箱の手入れをしましょう。靴箱というのはいつも閉め切った状態であり、日常生活のローテーションで履く靴以外がしまってあっても、きちんと手入れされていなかったりします。

ホコリをかぶっていた靴をしっかりと磨くと気持ちがすっきりします。お手軽な自律神経改善法です。

How to Rest

▼

ネガティブな気持ちは体全体にさまざまな悪い影響を与える

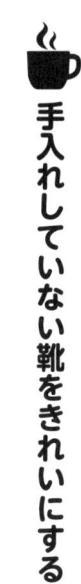

11 いくら疲れていても薬に頼ることはしない

「風邪かな？」などと体の不調を感じたときに、すぐに薬に頼る人がいます。しかし、よっぽどの緊急事態でなければ薬に頼ることはおすすめできません。

たとえば、ドラッグストアなどで売られている市販の風邪薬は、熱やせき、のどの痛み、鼻水などといった風邪のさまざまな症状に効く成分が入っています。つまり、**今の症状には必要がない成分まで体内に取り込んでしまう**のです。また、市販の風邪薬はとりあえず症状を抑えるだけで、根本的な風邪の原因を取り除くことはできないので、本当の意味での治療には役立ちません。

抗生物質をすぐ使う人もいますが、抗生物質は強い作用を持っています。使い方を間違えると、腸の善玉菌を傷つけて、腸内環境を悪くしてしまうかもしれません。処方薬を自分の判断で飲むのもよくありません。危険ですので、絶対にやめてください。いたずらに服用せず、本当に必要なときに服用することが大切です。

「薬に頼らないで、大丈夫なの？」と思われるかもしれませんが、自律神経のバランスと腸内環境を整えて免疫力を高めることで、薬を使わなくても健康的な生活を送ることが可能です。毎日の生活のなかで、自律神経と腸内環境にいい生活習慣を身につけて実践するようにしてください。

How to Rest

自律神経のバランスと腸内環境を整えることのほうが大事

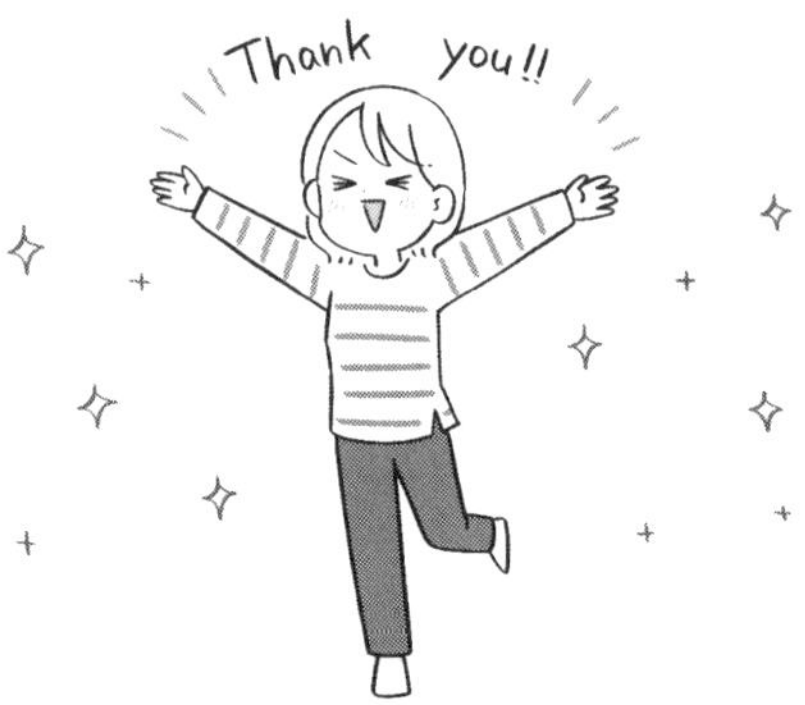
Thank you!!

第3章

休息を取るための究極の食事術

01
好きな朝食を食べると疲れた心身が改善する

自律神経のバランスを整える「時計遺伝子」の乱れを修正し、活性化させるためには、「栄養バランスがいい」朝食を「ゆっくり楽しんで」「十分な量を食べる」のが大事です。西洋のことわざに「朝食は王様のように、昼食は王子のように、夕食は貧民のように」というものがあります。また「朝食は金、昼食は銀、夕食は銅」とも。いずれも「朝食はもっとも大切な食事」だと伝える格言です。

もちろん朝は、誰でもドタバタするものですが、**ほんの15分でいいので、朝食を取る時間を確保しましょう**。ゆっくり食べると副交感神経の働きを高め、一日のスタート時点で精神的な余裕を生むことができます。

焦りながら適当な食事を少しだけ食べ、家から駆け出したのでは、交感神経が高まりすぎ、勉強や仕事をきちんとこなすことはできません。

簡単に食べられる朝食を考えてみよう

夜型の生活リズムで朝に起きるのが苦手、そもそも朝食の習慣がない、という人は現代社会では少なくありません。でしたら、簡単に食べられる朝食を考えてみませんか。朝食の目的は、時計遺伝子を動かし、午前中のエネルギー源を確保することですから、エネルギーをつくりやすい米飯はおすすめです。夜のうちに炊飯器をセットしておけば、朝は食べるだけです。

農林水産省も「めざましごはん」として米飯を推奨していますが、お茶漬けや卵かけご飯に、漬物や前日の夕食の残り物を食べる朝食で十分です。

朝食を上手に取れれば、疲れた心身は劇的に改善されます。

朝食は少しでもいいので食べることが重要です。ストレスフリーに、おいしく、楽しく食べるのが肝心なのです。糖質を気にしているから米飯は無理！　という人は、果物ではどうでしょうか。**果物には、さまざまなビタミンやミネラル、酵素も含まれています。**酵素は食べ物の消化をうながし、体内にたまった老廃物を排出するように働き、体の新陳代謝を活発にする作用があります。まさに朝食にピッタリの食べ物ですが、果糖も多いので食べすぎには注意も必要です。

分量や栄養だけにとらわれるのではなく、少量でも好きなものを選んで楽しく食べましょう。そうすれば、イライラや焦りが消えていくはずです。

手軽に好きなものを、少しでも味わって食べる

健康には「一日3食、バランスのいい食事」が必要だと考えられています。もちろん、それができればそれにこしたことはないのですが、特に働き盛りの人や独身者が毎食に気を配るのは難しいでしょう。残業で夕食が遅くなったり、飲み

会があった翌朝に、食欲がなくなったりする経験は誰にでもあるはずです。

そうした生活サイクルの乱れをリセットするのも朝食の役割ですが、何かをちゃんと食べなければならない、という強迫的な考えはやめましょう。それこそストレスになってしまうからです。**手軽に好きなものを、少しでも味わって食べることがポイント**です。

そういうクセがつけば、自然と時計遺伝子が動き出して自律神経が整い、新陳代謝やホルモン分泌もよくなります。新陳代謝がよくなれば、腸内環境も向上し、疲れた心身が改善するというわけです。

How to Rest

朝食を取るクセがつくと時計遺伝子が動き出し、自律神経の乱れが改善される

02 朝食のときには欠かさずみそ汁を飲むようにする

体調を整え、健康を増進させるスーパーフードが「みそ汁」です。

みそには、いろいろな健康効果があります。まず「植物性乳酸菌」が多く含まれ、生きたまま腸まで届くので、腸内環境を整える効果が期待されます。みその酵素や酵母の働きで生まれる「脂肪酸エチル」は、発がん性物質の力を失わせる働きがあり、みそ汁を毎日飲むと胃がんのリスクを33％も下げるだけでなく、脳卒中や心臓疾患などの発症も低下させるとのデータがあります。悪玉コレステロールの吸収を低下させる「レシチン」や、血糖の上昇を抑制する「サポニン」は、生活習慣病を予防。またメンタルにも作用し、安眠効果や、興奮した神経を鎮める物質セロトニンの分泌をうながす「トリプトファン」という成分も含まれています。

毎日みそ汁をつくるのは大変！　という人は、簡単な冷凍みそ玉をつくり置きしておくという方法があります。リンゴ酢大さじ1、白みそ・赤みそ各80g、タマネギすりおろし1個150gを混ぜ合わせ、製氷皿などで10個に分割して冷凍。みそ汁にするときは、凍ったみそ玉に熱湯を注ぐだけです。

朝食の際、みそ汁を欠かさず飲むようにすると、効果的に心身の調子を改善することができるでしょう。

How to Rest

いろいろな健康効果があるみそ汁は健康を増進させるスーパーフード

03

食べる量と時間帯に気を使う

心身をいたわり、不調を改善するには、一日3回の食事を取り、食べる量と時間帯に気を使うことが大事です。食事ペースが不規則で一日2回、なかには一日1回という人もいるはずです。こうしたペースでは内臓に負荷がかかるだけでなく、脳への刺激も減ってしまうので、まずは3食をしっかり取るよう心がけましょう。**食事をすると腸が動き、全身の血流も増えて体温が上がり、咀嚼《そしゃく》することで脳への刺激が増えます**。一日3回、物を食べるという行為は、活動に必要な栄養分を摂るだけでなく、内臓や脳への刺激を与える意味もあるのです。

食べる量も重要です。ただやみくもに食べるのではなく、3食の配分を考えます。朝4：昼2：夕4が理想的な配分ですが、朝4：昼3：夕3でもOKです。

体を動かすエネルギーを手に入れ、自律神経を整える

ダイエットのために朝食を抜く人もいますが、朝に摂ったカロリーはきちんと代謝するので、よほどの量を食べるのでなければ心配する必要はありません。朝を抜くと昼夜に食べすぎたり、栄養を過剰に吸収する機能が働いたりするので、かえって肥満を防止できなくなります。朝食はしっかりと食べて、体を動かしはじめるエネルギーを手に入れ、自律神経のバランスを整えることがポイント。

夕食は午後9時までに終えるのが理想です。これは副交感神経が高まり、腸がもっとも活発に動く夜12時から3時ごろに、胃の食べ物を消化しておくことが大事だからです。

食事のリズムは一日3回が理想的です。

一日の食事のカロリーが同じ場合、2回よりも3回に分けて食べたほうが痩せやすいことがわかっています。食事の回数が増えると1食分のカロリーが少なくなり、血糖値の上昇が抑えられ、インスリンの分泌量が減少して脂肪の合成が少なくなる、というのがそのメカニズムです。

また**食事回数が少ないと、空腹の時間が長くなり、脂肪が蓄積されやすくなります**。

人間の体は食べる量が少ないと栄養不足の状態になり、摂ったカロリーを少しでも多く蓄えようとするので、太りやすい体質になってしまうのです。

規則正しい食事リズムで心身のパフォーマンスが向上

食事は一日3回より少ない回数だと、食べる量が限定されるため、一日に必要なカロリーが足りなくなります。すると、たんぱく質やビタミン、ミネラルなどの栄養素が不足し、食べたものを効率的にエネルギーに変えることができなくな

How to Rest

食事のリズムは一日3回が理想で適度なダイエットにもなる

くなります。その状態では体の不調を回復させる力もなくなってしまいます。

規則正しい食事リズムをつくると心身のパフォーマンスが向上するだけでなく、体重の変化も少なくなります。つまり適度なダイエットにもなるわけです。

逆に、すべてにルールをつくって制限しすぎたり、むやみに食事回数を減らしたりすると空腹感のストレスがたまり、体重のリバウンドの率が高くなる場合も。お腹《なか》が空けば、どうしても間食や過食をしてしまうからです。

無理のない範囲で正しい食事リズムの生活を実践していくと、体を休息させることができ、体調がよくなっていることに気づくはずです。

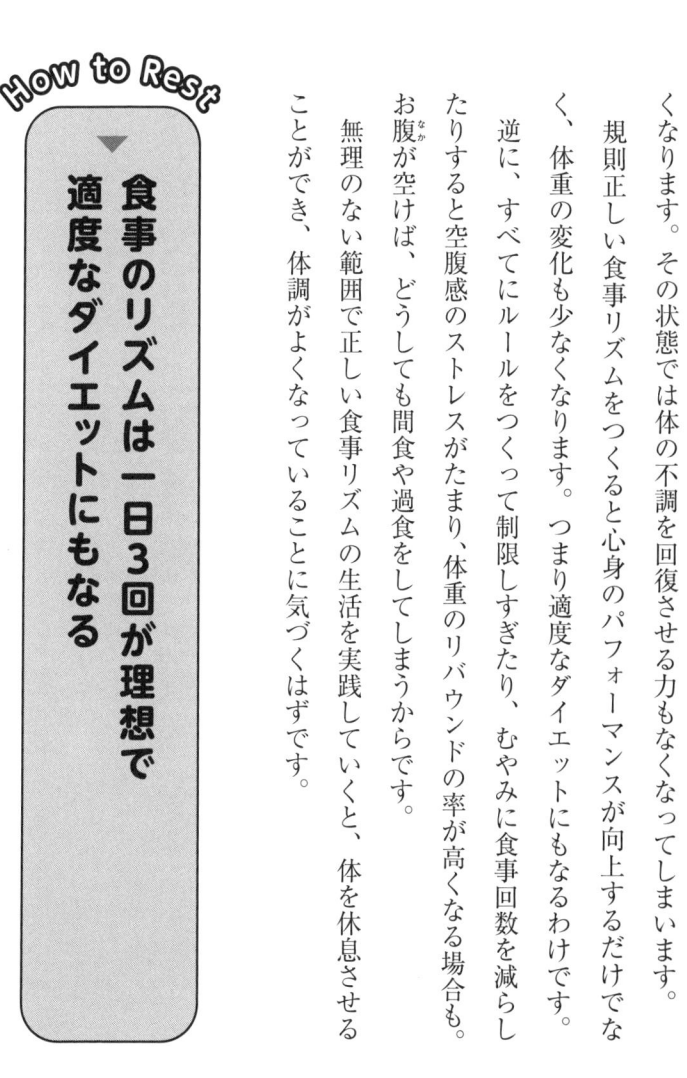

04 腸内環境を改善する食物繊維を積極的に摂ろう

体調を整えるのに腸内環境は重要です。腸内がきれいになると、自律神経のバランスがよくなり、疲れが取れるからです。

腸内環境を改善してくれる食物繊維を積極的に摂るようにしましょう。便秘の人は、食物繊維が不足していることが考えられます。

食物繊維には、不溶性食物繊維と水溶性食物繊維があります。

水溶性食物繊維は水に溶けやすいのが特徴で、腸のなかの水分に溶けて腸に刺激を与え、排便をうながしたり、便をやわらかくしてくれたりする作用がありま

す。また腸内菌のエサになって粘膜を守る善玉菌を増やし、有害物質を吸着して腸のなかをきれいにする、食後の血糖値の上昇をゆるやかにするなどの効果も知られています。

食物繊維が豊富な食品をバランスよく楽しんで食べる

水溶性食物繊維を多く含む食品は、海藻類、小麦胚芽や全粒粉入りのパンなど。大根やキャベツに含まれる水溶性食物繊維は、加熱すると溶け出してしまうので、オイルと合わせてサラダにすると効率よく摂取できます。

食物繊維を多く摂ると、腸内に短鎖脂肪酸がつくられ代謝が上がります。短鎖脂肪酸は、体脂肪の減少や基礎代謝の向上などをサポートする働きがある成分で、ビフィズス菌などの腸内細菌が、水溶性食物繊維などをエサにつくり出す物質です。どんな食品にも、不溶性、水溶性の食物繊維が含まれているので、あまり神経質にならず、バランスよく楽しんで食べることが大事です。

人間の腸内には、1・5kgもの腸内細菌がすんでいます。この細菌のなかで、健康をサポートするのが「善玉菌」。免疫機能を高めたり、消化や吸収の機能を助けてくれたりします。

逆に病原菌を増やし、腸内の炎症の原因になるのが「悪玉菌」です。腸内環境は、善玉菌2、悪玉菌1、そして善悪どちらにもなる「日和見《ひよりみ》菌」7の割合が、ベストなバランスだと考えられています。

健康食品の代表として紹介される発酵食品は、どれも人間の腸にとっての善玉菌を含んでいます。

自分だけのベスト発酵食品を発見しよう

チーズや納豆、みそといった発酵食品を食べると、腸内の善玉菌が活性化。悪玉菌が増えるのを防ぎ、腸内環境をよいバランスに保つことができます。

発酵食品の摂り方は、量ではなく種類が大事です。ヨーグルト、酢、キムチなど、食品によって菌の種類が違い、また季節やつくられた地域によっても変わってくるので、さまざまな発酵食品を食べることが大切です。

もちろん、人によっても効果が違うので、体の調子がよくなる自分だけの発酵食品を発見しましょう。日本酒や焼酎、甘酒、かつお節、しょう油、生ハム、ぬか漬けなど、発酵食品は日本の日常的な食卓にたくさんあります。

発酵食品を毎日、少しずつでも食べ続けて腸内環境を改善すると、細胞の新陳代謝がうながされ、アンチエイジングや美容にも効果があります。毎日、積極的に摂取しましょう。

How to Rest

不溶性食物繊維と水溶性食物繊維を摂ると腸内環境が整い、美容にも効果がある

05

ランチはゆっくり楽しく食べることが基本

体を整え、休ませるためには、おいしいランチをゆっくり楽しく食べるのが基本です。

健康のために食べたいものを我慢したり、嫌いなものを無理して食べたりすると、それが大きなストレスになって心身の調子が乱れてくるのです。

近年ではダイエットだといって、昼食を軽く済ませたり、抜いたりする人も多いようですが、疲れにくい体をつくり、健康的な体形とベスト体重を維持するためにも、お昼ご飯は大切なのです。

ランチはゆっくり楽しく

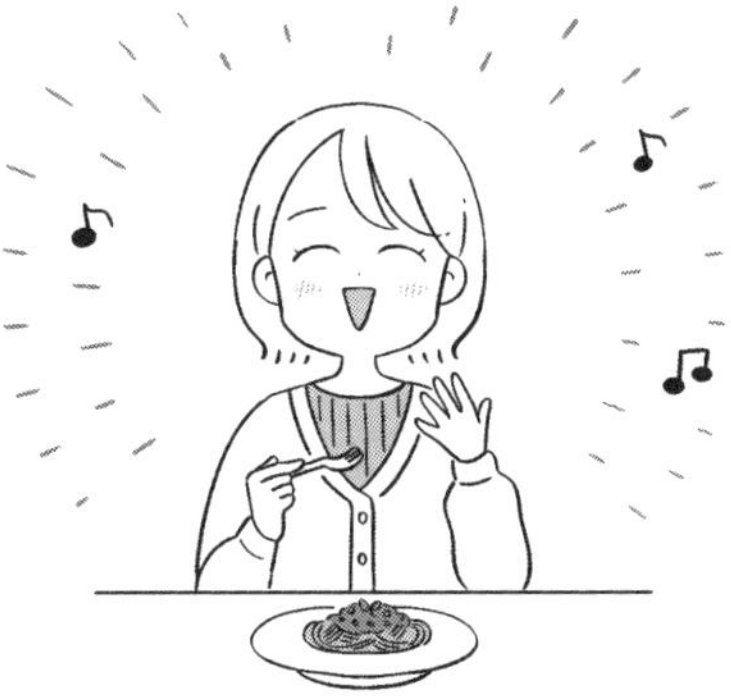

ランチはしっかり噛んでゆっくり食べると、自律神経が安定。
楽しい食事で、体からエネルギーがあふれ出す

スイーツや脂っこいラーメンを避けている人がよくいます。しかし、腹6~7分目を目安に、または月に1、2度、チートデイをつくって食べたいものを我慢しないほうがストレスフリー。ランチはゆっくり食べます。しっかりと咀嚼すると、自律神経が安定します。咀嚼によって多く分泌される唾液には、パロチンと呼ばれる若返りホルモンが含まれます。

楽しく食事をすると、自然と体がバランスのいい食品を選ぶようになります。ストレスなく栄養素を摂ると、体

からエネルギーがあふれ出てきます。

ところでランチ後の午後に、何となく眠く、ダルくなるのを経験したことがありませんか。これでは大事な仕事がうまくいかなくなります。

こうした眠気は、食事中、体が活発に動いて交感神経が強く働いていたのに対し、食後は副交感神経が優位に立ち、消化器官が急に動き出すからです。

こんな自律神経の急転換を抑えるには、食前に１００㎖の水を飲むのが効果的。空腹時に水を飲むと胃結腸反応がうながされ、食事前から胃の動きを活発にしておくことができるからです。

自律神経は腸と密接につながっている

食事前から少しずつ副交感神経が高まるようにコントロールすれば、午後の大事な用事もきちんとこなせます。

自律神経は腸と密接につながっています。腸は少しの刺激に反応する臓器なので、水を飲むと敏感に反応し、蠕動《ぜんどう》運動（体の中で食べ物を運ぶ動き）が活発になって自律神経の動きがよくなるのです。また、朝は副交感神経から交感神経に切り替わるので、目が覚めた直後は自律神経が不安定です。そのとき水を飲んで胃腸を刺激すると副交感神経の働きが高まります。体が活発に動き出す時間に、あえて副交感神経を高めるのは、自律神経は交感神経と副交感神経のどちらもよく働き、バランスが取れているのがベストな状態だからです。

もちろん、交感神経から副交感神経の急転換をゆるやかにするには、水を飲むだけではありません。ゆっくり食べることも重要なのです。

How to Rest

朝は水を一杯、ランチはゆっくり楽しく食べると自律神経が安定する

06 「おいしい」という感覚を大事にして食べる

食事制限などのストイックな食事法は、自律神経が乱れて、体調不良の原因になります。「第二の脳」とも呼ばれる腸は、ストレスによって腸内環境が悪化するのです。

いくら健康食品を食べても、本人が嫌いなものであれば、腸内は荒れてしまってきれいになりません。

自律神経のバランスが乱れると、少しの緊張で腹痛が起きたり、職場や学校のプレッシャーで下痢や便秘になったりするからです。

自分に厳しすぎる食事制限はマイナスでしかありません。楽しく食事ができないと、メンタルがボロボロになってしまうのです。

正しい食事の取り方のポイントは、「おいしい」という感覚を大事にすることなのです。

好きなだけ食べてしまう暴飲暴食はＮＧですが、体や心が欲する食べ物は、おいしいと感じられるはず。そうした食べ物をチョイスすると、気分も上がり血流もよくなります。

「おいしい」という感覚を大事にしましょう。

How to Rest

体や心が欲するおいしい食事は自律神経を整え、腸内環境を改善する

07 仮眠をする際は一杯のミルクティーを飲むこと

学校や職場で、短時間の昼寝を推奨しているという話をよく聞きます。昼寝は、昼食後の眠気を解消するだけでなく、集中力や認知機能、判断力を向上させ、病気を予防することもできます。理想の昼寝タイムは30分以内。それ以上、長く眠ると、脳が本格的な睡眠に入ってしまいリズムが崩れます。

この30分の睡眠を充実させ、**時間どおりにすっきり目覚めさせるのが「一杯のミルクティー」なのです**。仮眠前に飲むと早く眠りに入ることができ、目覚めがすっきりするのです。

牛乳に含まれる成分「トリプトファン」は、快眠に必要な必須アミノ酸のひとつ。そして紅茶のカフェインは目覚めるのに必要で、およそ20〜30分後に脳に効果が現れます。普通の昼寝だけでは減らしきれない脳の疲労物質アデノシンをカフェインがブロックするのです。

これが一杯のミルクティー効果。もちろんコーヒー党は、カフェラテで大丈夫。完全に眠れなくても、目を閉じて脱力するだけ、まどろむだけでも昼寝の効果はあります。

日中にダルさを感じたら、ミルクティーと30分の昼寝を取りましょう。

How to Rest

ミルクティーを飲んで30分の昼寝をすると早く眠れ、目覚めもすっきりする

08

アイスコーヒーではなくホットコーヒーを飲んで温まる

ホットコーヒーは疲れた心身にいろいろな効能をもたらします。含まれているカフェインが交感神経を活性化させ、注意力、集中力を増進させるだけではありません。

末梢血管を拡張させて血流を増やしたり、大腸の蠕動運動をうながして、腸内環境を改善したりする効果もあるのです。

また腸壁でつくられる幸せホルモンのセロトニンや、脳でつくられるドーパミンなどの分泌量を増加させ、ストレスを解消する作用もあります。

最近の研究では、一日に２～３杯のコーヒーを飲むと自殺のリスクが45％低下、うつ病のリスクが13％低くなるという報告も。気分が下がったときのエナジードリンク効果もあるのです。またアルツハイマー病やパーキンソン病などの、脳疾患リスクが約30～60％低下する可能性を指摘する研究もあります。

ただし一日７杯以上は飲みすぎ。カフェイン依存やカフェイン中毒には注意しなければなりません。

そして腸を冷やさないために、アイスコーヒーではなくホットコーヒーを飲みましょう。

How to Rest

▼

腸を温め、幸せホルモンを分泌させるホットコーヒーを飲もう

09

こまめな水分補給を習慣化する

地球上の生物にとって生命を構成する重要な物質が水です。もちろん人間の体も、約60％が水分でつくられています。人は活動すると、一日に約2Lの水分を摂取し、おしっこや汗として排出しています。約2Lの水が毎日、体を循環しているわけですが、この摂取と排出のバランスが崩れると体調も乱れてきます。たとえば、便秘の人は摂取する水分が少ないということです。

水は体の働きに大きな影響を与えますが、自律神経にも作用します。

朝から体が疲れていてダルさが抜けない日があります。これは交感神経がうまく働かず、体が活動モードになっていない状況です。

そんなときは一杯の水を飲みます。**水を飲むと腸が活発になり、自律神経の動きがよくなって体にスイッチが入る**のです。

仕事中でも集中力が落ち、緊張やイライラが募ってきたと感じたときは、休憩を取って水を飲みましょう。これで自律神経は整ってくるはずです。

水はできるだけこまめに飲みましょう。カバンのなかやデスクの上に、ペットボトルや水筒を置いておき、気がついたときに飲む習慣をつけましょう。こまめな水分補給を習慣化すれば、腸の働きや自律神経が確実に安定します。

How to Rest

こまめに水を飲むと自律神経や腸内環境が整って活動的になる

10 理想的なおやつは食物繊維が豊富なドライフルーツ

自律神経を整える方法として食事は重要です。

同様に、おやつも多くのメリットを持っています。ただしスイーツを食べすぎると、腸内環境の悪化を引き起こす悪玉菌を増殖させるバターなどの油脂や砂糖を過剰に摂ってしまうことになります。

しかし大の甘党にとっては、おやつを我慢するのは大変なストレスになります。

そんなときは**甘味が特徴的な、果物を乾燥させたドライフルーツを食べてみる**のはいかがでしょうか。

ドライフルーツの凝縮された甘味やうま味には、スイーツ好きや甘党を満足させるだけでなく、理想的なメリットもあるのです。

さまざまな効果が期待できるドライフルーツ

ドライフルーツには、**腸にいい影響を与える水溶性、不溶性の食物繊維が両方とも豊富に含まれているほか、いろいろな栄養素が多く含まれています**。体内のナトリウムを尿中に排出してくれるビタミンE、余分な塩分を体外に排出するカリウム、老廃物を分解してくれるクエン酸・ビタミンCなども多いので、むくみを解消する効果も期待できます。また噛む回数が多いので、満足感を得られるのも特徴です。ただし、生の果物を凝縮したものなので、カロリーや糖質がかなり高め。食べる量に気をつけるようにしましょう。もちろん添加物や砂糖不使用のものを選ぶことも重要です。

デスクワークでへとへとになったときには、少しのチョコレートを食べましょう。チョコレートには、主にカカオ豆から得られる成分テオブロミンが含まれています。苦味のもとになっているテオブロミンは、カフェインに似た働きがある物質で、セロトニンの働きを助けて副交感神経を活性化。ストレス軽減やリラックス効果が期待できるのです。

また毛細血管を刺激して血管拡張をうながし、血流を向上させる効果があり、同時に血圧を低くする働きも。

脳の疲労回復やイライラしたときには、ひとかけらのチョコが効果絶大なのです。

身近なお菓子も食べ方次第で健康回復食品に

ウオーキングや自転車こぎなどの「リズム運動」が自律神経にいいことはわかっていますが、一定のリズムであごを動かす「ガム」の咀嚼もストレス解消に効果があります。

ガムを咀嚼すると脳が刺激され、リラックス時に発生する脳波のアルファ波が

増加します。

また、噛みはじめて5分くらいから幸せホルモン「セロトニン」の分泌がはじまり、20～30分でピークに達して、その状態が2時間ほど続きます。その効果で、自律神経の調節、覚醒作用、集中力を高め、ストレスや不安感を解消できるのです。

緊張やいら立ちが抑えられないときは、ガムを噛んで、平常心を取り戻しましょう。また加齢によって起きる口腔《こうくう》トラブルの歯周病、歯槽膿漏《しそうのうろう》を予防する効果も見逃せません。

How to Rest
▼
いろいろなおやつを効果的に食べると心身にいい影響をもたらすことができる

11 夕食はできるだけ温かいものを食べることを意識する

体の不調を感じたり、仕事や勉強で疲れていたりするときは、温かい食事を取るのがベスト。温かいご飯やおかずを食べ、みそ汁やスープ、飲み物などを飲むと体が温まり、疲れが癒やされ、元気が出て心身の不調を改善できます。

また温かい料理や飲み物は、胃腸など、内臓の血流を増やし副交感神経の働きを上げ、乱れた自律神経を整えてくれます。

食べ物で体温を適切に保てば、免疫システムを活性化させ、自然治癒《ちゆ》力を高めることにつながります。

温かい食事が心と体を癒やす

温かい食事は、内臓の血流を増やして副交感神経を活発にさせ、乱れた自律神経を整える

体が冷えていると、風邪やインフルエンザ、冷え性、関節炎の悪化といった健康リスクをもたらします。逆に体を温めると、自律神経のバランスが整い、冷えに関する問題を予防できるのです。一日の終わりの夕食は、冷たいものではなく、温かいものを食べましょう。

しかし真夏に温かい食べ物では、なかなか食が進みません。そんなときは**レモンや酢、梅干しなどの酸味とごま油、オリーブ油などの良質なオイルをちょい足し**すると、冷たい食べ物でも、副交感神経の働きが高まります。

健康な食生活を送るには、よく噛んで食べることが大事。**早食いは満腹感を得る前に、食べすぎてしまうのです**。大量に食べると交感神経の働きが上がり、副交感神経の働きが低下してしまいます。すると腸の働きが悪くなり肥満の原因になるのです。

ゆっくり、よく噛んで食べると副交感神経の働きが高まります。そして腸内環境も改善されて消化吸収がスムーズになり、便秘改善につながるのです。同時に肝臓の機能も高まるので代謝もアップ。すると太りにくく、疲れにくい体になります。

噛むことで得られる、いろいろな健康効果

咀嚼のリズムは脳に刺激を与え、活性化させる働きもあります。食べ物をよく噛むと視覚、聴覚、味覚、嗅覚、触覚という五感の情報が、脳の感覚系と運動系の間で飛び交い、脳のあらゆる部位を活性化させるのです。

また脳には、五感から入った刺激が心地いいかどうかを判別する扁桃体《へんとう》と呼ばれる部位があります。**咀嚼すると、この扁桃体の活動が抑えられ、不快であると判断する信号が脳に送られにくくなるので、ストレスを感じづらくなる**のです。

そして、よく噛んで表情筋がゆるむと、首部分にある「圧受容体」というセンサーから「血管を広げ、副交感神経を上げる」との信号が送られ、副交感神経の働きが上がってきます。

口周りは脳とつながっているので、よく噛むことで、自律神経を安定させることができるのです。

How to Rest

▼

温かい食べ物をよく噛んでゆっくり食べると自律神経が安定する

12 夕食は就寝時間の3時間前に済ませておく

不規則な生活になってしまうのは、現代では仕方がないことかもしれません。しかし、**夕食は就寝の3時間前に済ませておくべき**です。寝る直前に食事をすると、睡眠の質が低くなってしまうのです。

食事を終えると自動的に腸が動きはじめ、副交感神経が優位になります。ここからは、腸が食べ物を消化する重要な時間帯です。消化が落ち着くまで3時間ほどあるので、このゴールデンタイムに、風呂に入ったり、リラックスタイムを設けたりすると、体を無理なくオンからオフへと切り替えることができます。

How to Rest

就寝の3時間前に夕食を済ませないと寝ることに集中できなくなる

しかし寝る直前に物を食べると、体が消化吸収に集中してしまうので、睡眠時に脳や体を休めることができなくなるのです。

もし夜11時に就寝したいのなら、夕食は8時ごろまでには終えましょう。するとベッドに入るときには副交感神経が優位の状態になり、寝ることに集中できます。このタイミングを逃すと眠りが浅くなって睡眠の質が下がり、寝ても疲れが取れない状態になってしまいます。

もし夕食の時間が遅くなったら、消化のいいものを食べるように心がけます。睡眠の質が悪い状態が長期間続くと生活習慣病につながる可能性もあるのです。

13 お酒でリラックスしたいなら飲み方に注意

お酒を飲むと心身が癒やされるような気分になります。しかし、それは錯覚の場合も。過度にアルコールを摂ると、体の細胞がよけいに疲労することもあるのです。

アルコールを過剰に摂取すると、利尿作用で体内の水分が排出されて、血液が濃くなりすぎ、血流が悪くなって自律神経が乱れてしまうのです。

もちろん飲むのが好きな人に我慢を強いるとストレスがたまります。ですから**お酒は適量を守り、飲み方に注意することが大事**です。

飲むときは、お酒一杯に対して必ず同量の水を飲むことを心がけましょう。アルコールの分解には水が必要なので、水分が少ないと脱水状態になりやすいのです。脱水状態が進むと悪酔いの原因にもなります。

また空腹時の飲酒は、血液中のアルコール濃度を急激に上昇させます。飲むときは、たんぱく質や油分が豊富なおつまみを食べると、アルコールの吸収をゆるやかにできます。

適度な飲酒はリラックスにもつながり、副交感神経を活性化させる作用もあります。体調と照らし合わせながら、お酒と上手につき合いましょう。

How to Rest

お酒を飲むときはアルコールと同量の水を摂り、体に優しいおつまみも一緒に

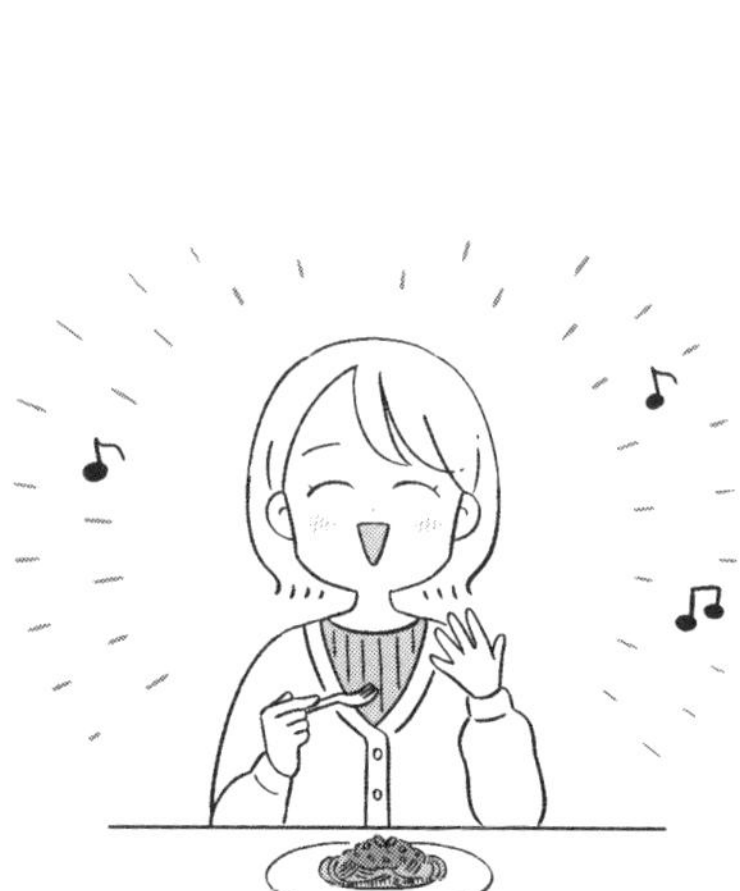

第4章

休息につながる究極の運動&マッサージ

01 体を動かす第一歩は一日に10分間、余分に歩くこと

通勤と帰宅のときに歩いているのだからそれで十分だろう、と思っている人は多いことでしょう。もちろん、歩数がそれなりにあればいいのですが、体をより健康にするために、今より10分余分に歩くことを習慣にしてみてください。たとえば帰宅して夕食後に近所を散歩してみる。いつもより多く歩くことで副交感神経の働きを高め、自律神経のバランスが整います。すると、成長ホルモンの分泌が促進され、質のよい睡眠を得ることができるようになります。一日だけではなく、約2週間程度、継続して一日10分余分に歩く生活スタイルを身につけてください。

10分だけでも運動をする

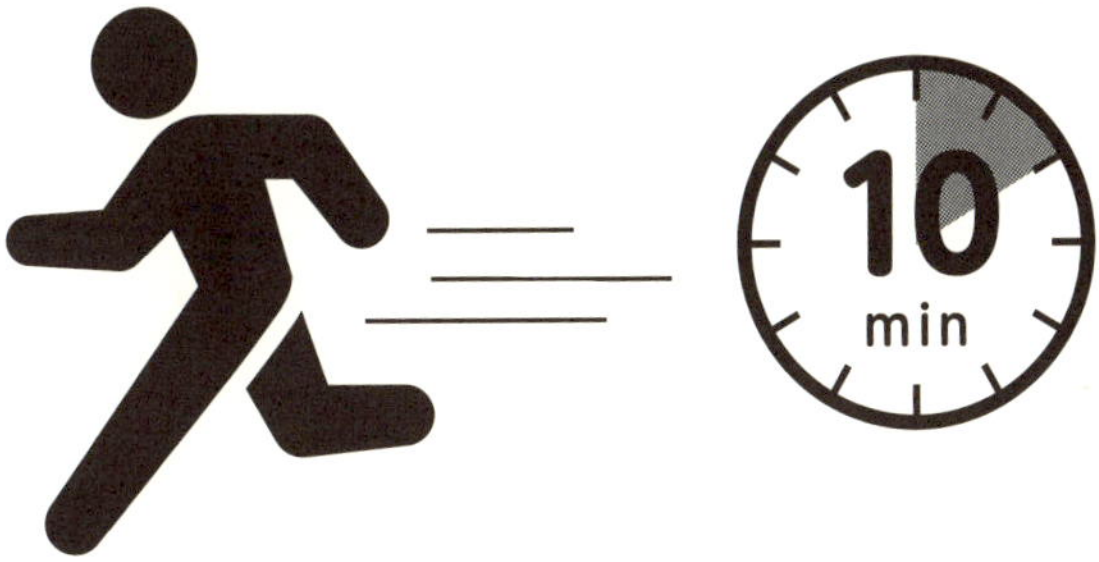

夕食後の散歩など、今より10分だけでも余分に運動を。
副交感神経の働きが高まり、自律神経が整えられる

ちょっとしたやる気を起こせるかが重要

夕食後の散歩が難しいなら、通勤の際、電車内で座らないことや、エスカレーターではなく階段を上り下りするといったことをやってみましょう。激しい運動ではないけれど、それなりに足を使う運動です。気持ちを切り替えて、ちょっとやる気を出せばできることです。

健康を維持するための日々の取り組みを続けたら、体は確実にいい方向に変化していきます。

人は、立って動くことの大切さを忘れてはならない

オフィスでデスクに向かって長時間同じ姿勢でいると、血流が悪くなり、筋肉や内臓にも悪影響を与えることがあります。飛行機や列車のシートにずっと座っていて発症するエコノミークラス症候群と同じような症状です。

血液中の中性脂肪を分解する酵素の働きが抑制されることで、肥満になったり、糖尿病を引き起こしたりします。これを回避するためには、立ち上がって動き回ることが重要です。人間の体は元来、立って動くようにできているのです。長時間、座った状態でいることは、がんや心血管系の疾患など重大な病気を引き起こすと、WHO（世界保健機関）が警告を発しています。

また、スウェーデンのウプサラ大学の研究では、座って過ごす時間が短くなると、「テロメア」という染色体の末端にある構造が長くなることがわかってきました。本来なら加齢とともに短くなっていく「テロメア」が長くなることは、長寿に関

係していると考えられます。長い「テロメア」は、体重指数の低さ、健康的な食事、適度な運動、良質の睡眠など、健康なライフスタイルと関連があることも報告されていて、逆に、**喫煙やストレス、うつ病などにより「テロメア」が短くなるという関連性が指摘されています**。

長時間、座ったままの姿勢でいることをやめて、オフィスでも時間を意識して立ち上がり、座っていなくてもできる作業をするようにして、足のむくみや筋肉のこわばりを予防するようにしましょう。また、週末にまとめて運動するより、日々の生活のなかでくり返し動き回る習慣を身につけたいものです。

How to Rest

▼電車では立ち、エスカレーターを使わない課題を設けて取り組んでみよう！

02 朝、布団のなかのストレッチで目覚めモードに切り替える

朝、目が覚めたら、布団のなかでゆっくりと体を伸ばしてみましょう。血流がよくなり、全身を睡眠モードから目覚めモードに切り替える働きをしてくれます。布団のなかで寝たままの姿勢で構いません。

仰向けで両ひざを立ててそろえます。そのまま直角に両脚を曲げてみましょう。そのとき、両手は手のひらを上に向けましょう。次に、両ひざをそろえて右、左へと倒しましょう。手のひらは下に向けておきます。さらに、両ひざの動きに合わせて息を吐いてみましょう。

このストレッチをすることで自律神経が安定し、爽快な目覚めになります。さらに、その日一日、交感神経がしっかりと働き、エネルギーに満ちた活動ができます。夜になれば副交感神経が働いてくれるので、心地よく眠りにつくことができます。

この**目覚めのストレッチは、目が覚めてもすぐに起き上がらず、布団のなかでできるのが利点**です。両ひざをゆっくりと動かすことで、腸の機能に刺激を与え、排便にもいい効果を与えてくれます。朝のお目覚めストレッチは、簡単で効果的。面倒くさがりの人でもできますよね。

How to Rest

眠くてもとにかく両ひざを動かそう
二度寝しないためにもがんばろう

03 いつでもすぐにできる運動は階段の上り下り

長時間のデスクワークは、血のめぐりを悪くさせ、自律神経のバランスを崩します。倦怠感《けんたいかん》や頭痛、肩こり、めまい、手足のしびれ、不眠といったやっかいな症状に見舞われることになります。また、足腰の衰えは肛門括約筋の衰えにつながり、便秘がちになります。

そうならないために、日々の暮らしのなかで運動する習慣を身につけておきましょう。いそがしい毎日、運動する時間がないという人でも、通勤途中にエスカレーターがある場所まで来たら、隣接する階段に注目してください。「まさか、私が階段？」と思わず、積極的に階段の方向へ進んでいきましょう。**階段の上り下りは動きの悪い血流を改善してくれる第一歩**です。

また、建物内でも3～4階程度ならエレベーターを使わず、階段に挑戦してみましょう。

息が切れますが、慣れてくるとだんだんと呼吸が乱れなくなります。階段の上り下りは平らな道を歩くときの約3倍の負荷がかかるので、便秘予防とダイエットに効果的です。

階段だけではなく、たとえば電車やバスでは座らず、立ったまま過ごすと足腰を鍛えることができます。電車やバスで空いている席を探す習慣を意識してやめ、立っていることで衰えていく体を鍛えているんだ！　と言い聞かせ、自己暗示をかけましょう。

ささやかなことですが、階段の上り下りと座席に座らないことを2～3週間続けると、確実に美と健康に近いところにいるはずです。

スクワットをすると自律神経が安定する

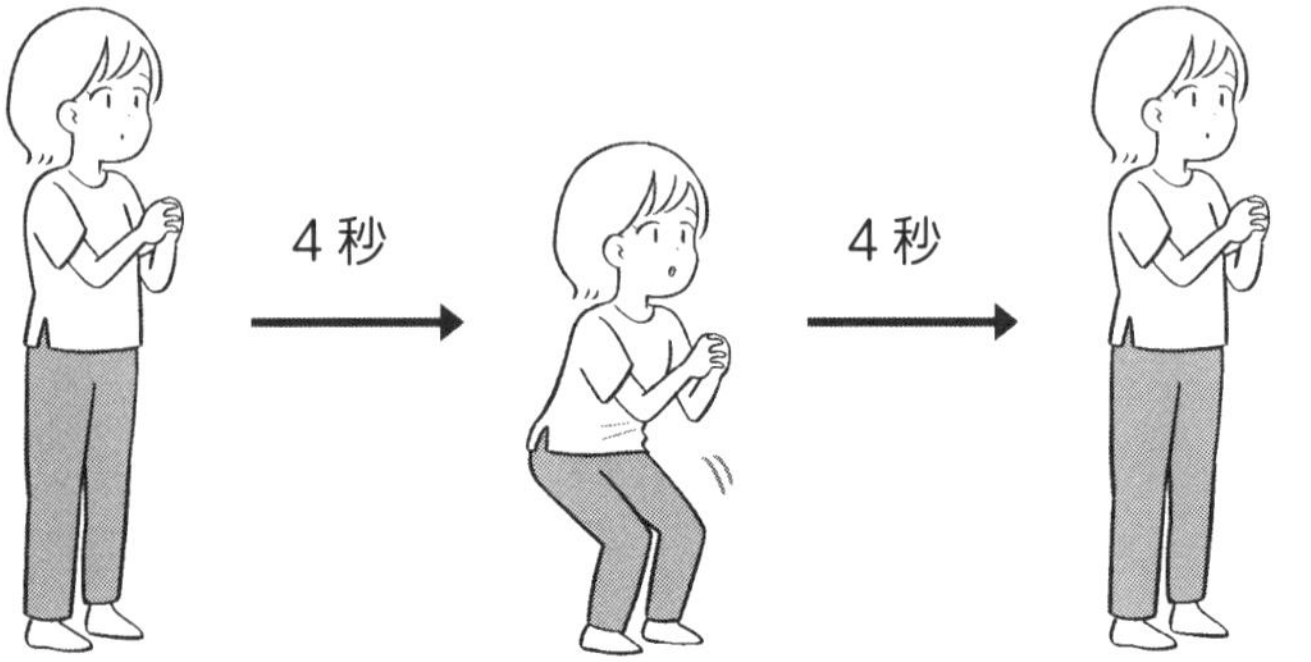

スクワットのポイントは、ひざを曲げすぎず、ゆっくり動くこと。
10回程度でも、自律神経が整う

ソフトなスクワットで健康的にリフレッシュ

階段の上り下りのほかに、スクワットもおすすめです。まず息を吐きながらひざを60度になるまで4秒かけて腰を落とし、次に息を吸いながら4秒かけてひざを伸ばします。

注意点は、ひざを曲げすぎないこと。プロレスラーがやるスクワットのようにひざを曲げ切ってしまうと、ひざを痛めてしまいます。ひざがつま先より前に出ないようにし、両足が肩幅くらい開いているか、ひざが60度になるくらいまで腰を下ろしているか、といった点に注意しましょう。正しいスクワットのフォームを知って、ゆっくりと呼吸しながら取り組みましょう。

スクワットは道具もいりませんし、どこでも手軽に行うことができます。長時間のデスクワークの合間にこのスクワットを10回程度するだけで、自律神経が整い、うっ血が改善されます。

また**頭の回転もよくなるので、新しい発想が生まれやすくなります**。筋力の低下を防止することで、美と健康を取り戻すこともできます。どうも集中力が切れてきたなと思ったら、立ち上がってスクワットをしてみましょう。

How to Rest

▼

階段の上り下りやスクワットなど軽い運動でも継続すれば見ちがえる

04

緊張したり焦ったりしたら手のひらを広げてみよう

「肩の力を抜けばいいよ」。緊張しているとき、そんなことを言われた経験はありませんか。自分では別段、肩に力が入っているとは思っていないのですが、他者からは緊張で体がこわばり、体全体が固まっているように見えたのでしょう。もちろん、自分でもガチガチに緊張していると自覚していることもあります。緊張しすぎると、だんだん不安になってきたりもします。「本当にうまくできるの?」という不安は自分を見失わせる悪魔のささやきです。これでは、本来の自分が出せなくなり、重要な仕事や、はじめてのデートで失敗することになります。最悪です。

こうした場合、肩に入った力を抜こうと考えるよりも、**手のひらを開いて緊張をやわらげることが医学的には効果大**です。イライラしたり、プレッシャーを感じていたりすると、自然と手を握りしめています。たとえば、長い間自動車の運転をしていなかった人がハンドルを握ると、力が入りすぎるくらい握りしめていることがあり、助手席から見るとハラハラします。また、ゴルフの初心者は、親指に力が入りすぎてミスショットをしたりします。

そんなときは、手のひらを広げたり、閉じたりをくり返すことで、プレッシャーや雑念を取り払うことができます。

手のひらを広げるポイントは、指が反るくらいしっかりと広げること。指先をしっかり広げると、毛細血管の血流がよくなり、副交感神経の働きが高まります。すると、緊張していた体が、ゆっくりとほぐれていきます。手にはそうした緊張と緩和の分岐点になるものがあるのです。

呼吸を整えれば、落ち着きが取り戻せる

緊張したり不安になったりすると、交感神経が刺激されることで呼吸が浅くなります。

脳内の呼吸と感情をコントロールする部分が同じところにあるためで、呼吸と感情はリンクしているのです。

浅い呼吸になると血流が悪くなり、思考力や判断力、発想力が低下し、本来の自分らしさを失ってしまうことにもなります。たとえば、大事なプレゼンや意中の人とのデートの前などに起こりがちです。

そこで、「3秒鼻から息を吸い込み、6秒かけて口から吐く」の「ワンツー呼吸法」を試してみましょう。

息を吐くときはゆっくりと吐きます。そうすると頭にあるセンサーが反応して副交感神経を高めてくれます。自律神経が安定すると、自分が置かれている状況

に目が届き、神経も細やかな動きをして、自分本来の持ち味を発揮することができます。

歌手でも俳優でも、ステージに出る前はやはり緊張します。ほどよい緊張は歌や演技にプラスに働くケースもありますが、呼吸が浅くなると、歌も演技も質が下がってしまいます。

ビジネスシーンでも、プライベートのつき合いでも緊張やプレッシャーを強いられる場面があります。そんなときは、「ワンツー呼吸法」を試して、自分らしく振る舞いたいものです。

How to Rest

緊張したら、手のひらを広げたり閉じたり「ワンツー呼吸法」などで心身を落ち着かせる

05 副交感神経を高めてくれるタッピングを覚えよう！

頭皮や顔、あごには、自律神経のバランスを整えるツボがあります。そこを軽くタッピングすることで、リラックス効果やストレス緩和の効果があり、腸内環境も整えて便秘対策にもなり、さらに快適な睡眠へ導いてくれます。

まず、力を抜いて腕をブラブラさせてから、両手の人差し指、中指、薬指を中心に、頭を前からうしろへ軽く叩きます。後頭部は、上から下へ軽くタッピングしましょう。顔は、頭と同じように両手の三本指で、額↓眉間↓眉↓目の周り↓鼻の下↓あごの下の順で、とんとんと叩きます。また、首から指三本くらい上のところに副交感神経を活性化するツボがあります。ここをタッピングするとイライラが治まります。さらに、あごの筋肉は目の疲れや、ストレスを感じると硬くなりやすい部位なので、左右交互にタッピングして、心地よく感じるツボを探してみましょう。

タッピングは、食後に行うと消化がスムーズになります。ランチのあとに行えば午後からの仕事のために気持ちを切り替えることができます。お風呂あがりの寝る前なら快眠効果が得られます。便秘のときは便座に座ってするのもいいでしょう。どこでも手軽にできるので、思いついたら試してみましょう。

How to Rest

強く叩くタッピングは逆効果
皮膚に触れるか触れないくらいが効果的

06 ウオーキングは朝ではなく夕食後にするのが効果的

朝早起きしてウオーキングやジョギングをするのは爽快で健康的ですが、その時間が取れない人も多いことでしょう。それなら、夕食後のウオーキングをおすすめします。

理想的には、**夕食後から就寝1時間前くらいに、30分から1時間程度ゆっくりと歩くこと**。夜になると人間の体は副交感神経が優位になってきます。そんな夜にウオーキングをして交感神経を刺激するのはどうなの？　と思うかもしれませんが、30分程度で2キロの距離を歩くことは、自律神経を整え、末梢血管の血流をよくしてくれます。仕事でこり固まった体をほぐすにはちょうどいい運動なのです。肩こりや腰痛など、体の痛みをゆるやかにほぐし、その日の疲れを取り払ってくれます。

歩くときの注意点は姿勢です。前かがみや、猫背になって歩くと呼吸が浅くなって、自律神経が乱れてしまいます。あごを引いて、気道をまっすぐにするようによい姿勢を保って、ゆっくりと深めの呼吸をしながら歩くことが大事です。

夜に歩く時間がない人は、家のなかで軽くストレッチするだけでも効果はあります。夕食後の習慣にしてみてください。

How to Rest

▼

夜に歩くと、起き抜けの朝より安全ケガすることも少なく、習慣化もしやすい

07 足裏マッサージで血流改善 疲れを翌日に持ち越さない

肩をもんでもらって肩こりが取れるのは、筋肉がほぐれるからではなく、筋肉のなかを走っている毛細血管の血流が促進されるため、こりの症状が緩和されるのです。それと同じように、足の裏をマッサージするのも血流をよくすることで、全身のこりがほぐれ、すっきりとした体調になります。

足の裏は、心臓から遠い位置にあるため、血流が悪くなりやすいところです。しかも、靴を履いて平らな道を歩く現代人にとって、足の裏にあまり刺激を受けることはありません。

足ツボマットなどに裸足で立つと、痛いところだらけでとても立っていられないのは、刺激を受けることが少ないからです。

そこで、収縮した血管をゆったりとほぐして、全身への血のめぐりをスムーズにしましょう。血液の流れが悪くなると自律神経のリズムも影響を受け、体の不調となって表れます。

不眠や便秘、むくみや冷え症などの原因は、血流にあります。就寝前に足の裏をマッサージして栄養の供給と、老廃物の排泄《はいせつ》をうながし、自律神経のバランスを整えることで、すっきり健康な体にしましょう。

足裏マッサージは、他人にやってもらうのが快適ですが、もちろんひとりでもできます。

あぐらをかいて、両手の親指で足の裏全体をまんべんなくもんだり、椅子に座ってゴルフボールなどを足裏で転がしたりするようにして刺激を与えると、毛細血管の血の流れがよくなりますし、内臓の働きにもいい影響を与えます。

首まわりもついでにほぐす

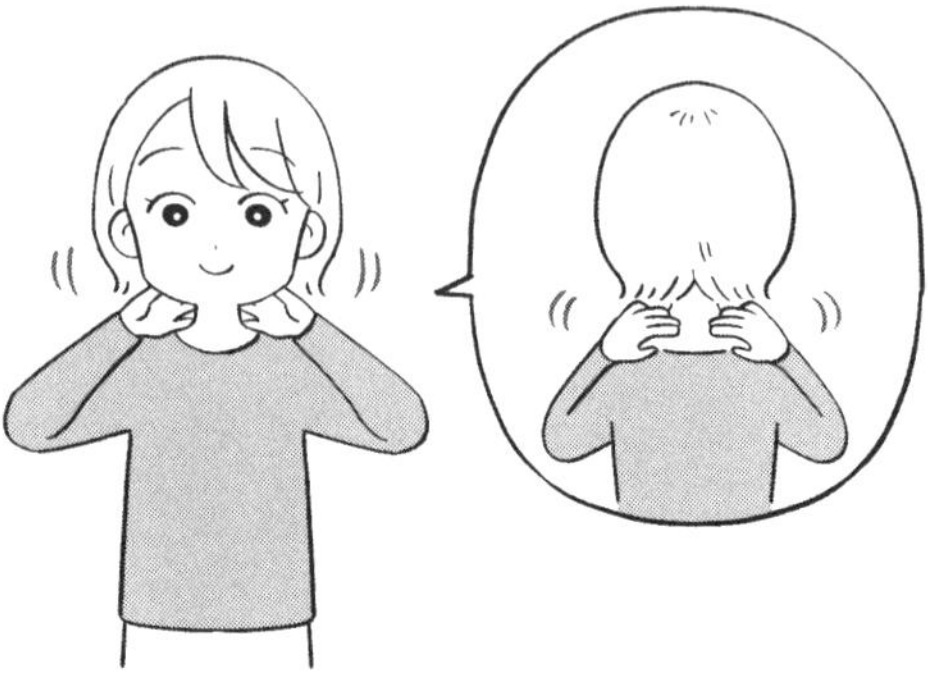

首まわりをマッサージすることで、血液やリンパ液がスムーズに流れる。こりの緩和や、腸の調子の改善に効果がある

首のまわりをほぐし温めることですっきりしよう

首はやわらかくてデリケートな部分ですが、**重い頭を支えていて負荷がかかっています**。長時間のパソコン作業やスマートフォンなどで首の筋肉が固まってしまうと、血流が悪くなり血液から供給される酸素が不足して老廃物がたまり、首や肩こりなどの症状が出てきます。眼精疲労にもなります。

そこで、首をマッサージしてほぐし、血流やリンパ液をスムーズに流してあげましょう。

まず、頭頂部にある「百会《ひゃくえ》」というツボを両手中指で15～20回程度押します。そして、首のラインに沿って「完骨《かんこつ》・天柱《てんちゅう》・風池《ふうち》」などのツボを両手の親指で押していきます。首のこりがほぐれ、自律神経のバランスがよくなり、腸内環境が改善されます。また、首と鎖骨の境目に「星状神経節」、首すじには「迷走神経」という自律神経に関係のある神経があります。この部分を覆うようにして、**ネックウォーマーやホットタオルでじんわりと温めましょう**。首を温めることで交感神経の働きを鎮め、不眠や腸内環境を整え、むくみを取って疲労からゆっくりと回復させてくれます。

How to Rest

▼マッサージするのは足裏と首が効果的
不眠やむくみの解消にも◎

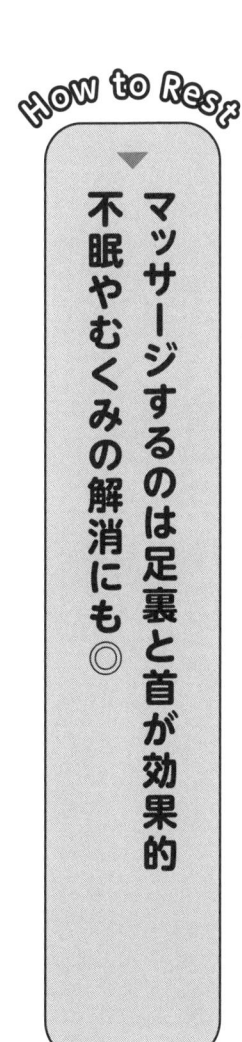

08 朝と晩に実行しよう！簡単1分間エクササイズ

肩こりや腰痛、膝の痛みなどは、長時間のデスクワークやスマホのやりすぎにより、自律神経が乱れていることに原因があります。こり固まった体を、**1分間のエクササイズで解きほぐし、疲れを取ってすっきりしましょう**。まず、深呼吸をして脱力し、ゆったりと動くよう心がけましょう。

★左右倒し：足を肩幅に開いて、両手を頭の上で交差させます。そして、息を吸いながら体を伸ばし、横に倒しながら息を吐きます。左右各4秒ずつやります。

★前倒し：足を肩幅に開いて、息を吐きながら体を伸ばし、息を吐きながら上体を前に倒します。そして、息を吸いながら上体を起こします。４秒間です。
★体回し：足を肩幅に開いて全身を伸ばし、深呼吸をしながら上体を左回り、右回りにそれぞれ回します。左右それぞれ４秒ずつ行いましょう。
★左右ねじり：足を肩幅に開いて立ち、深呼吸をしながら両腕を右斜め上に大きく振り上げ、上体を右へねじります。反対も同様にして左右各４秒やります。
★お腹しぼり：足を肩幅に開いて手で肋骨《ろっこつ》の下をつかみ、息を吸いながら体を反らして全身を伸ばします。次に手でお腹をグッとしぼり、息を吐きながら上体を前に倒します。前後それぞれ４秒、行いましょう。

How to Rest

▼朝と晩、一日２回＝２分間やるだけでＯＫ
一本の棒になったつもりでやってみよう！

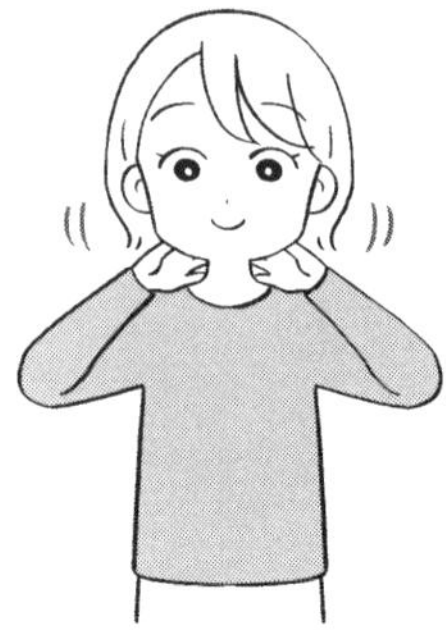

第5章

人間関係で疲れたときに心を休める方法

01 今すぐ縁を切るべき愚痴とうわさ話の人間関係

気のおけない仲間や友人は、豊かな人間関係に欠かせないものです。ただし、それは互いに励まし合ったり、悩みや心配ごとがあるときに親身になって助け合ったりできる関係に限られます。**単につるんで他人の悪口やうわさ話、仕事や家族の愚痴に終始するような関係なら、あなたにいい影響を与えません**。

悪口や愚痴合戦で盛り上がっているときは笑いが巻き起こったり共感し合ったりして、ストレスが解消されたような気分を味わえるかもしれません。ただ、そう思えるのはそのときだけ。

ネガティブな感情はあなたの心のなかにはびこり、それがやがて嫉妬や怒りとなって、あなたをどんどんマイナスの方向に引きずっていきます。そうなると交感神経優位の状態を保つことになり、血圧は高止まり、血流も悪くなっていいことはひとつもありません。何よりあなた自身の気持ちがいつまでたっても晴れないのです。

悪口や嫉妬の矛先があなたに向けられることも

そして、そういうグループでは、メンバーの誰かにいいことがあると、それが嫉妬や悪口のターゲットになってしまいます。その誰かがあなただった場合は最悪です。ですから、そういう人たちとは今すぐ縁を切りましょう。**いきなり縁切り宣言をすることが難しければ、悪口や愚痴が出たときに話に乗らない**ことです。リアクションせずにいれば、ほかのメンバーはだんだんつまらない気持ちになり、やがてあなたを誘わなくなります。そうして自然にフェイドアウトすればいいのです。そのグループと過ごすことをやめれば心穏やかに過ごすことができ、質の高い休息を手に入れることができます。

自律神経にダメージを与える怒りの感情

ネガティブな感情を持つことによって自律神経が乱れると、それを修復する前にさらに自律神経の乱れを呼び込んでしまうことがあります。自律神経にとって難敵は感情的になることです。もちろん人間ですから、イライラや怒りが湧き上がることはあります。大切なのはそれがエスカレートしないようにすることです。イライラや怒りの火に油を注がないように鎮火を心がけます。

周囲に人がいるとき、それほど親しくない相手ならあなたも感情を抑えることができるはずですが、**心を許せるパートナーや親しい友人のときは特に注意が必要です**。あなたが感情的になっているときは、相手を巻き込まないようにその場を離れたり話しかけたりしないようにしましょう。そして相手が感情的になっているときは、あなたも相手の感情の砲火を浴びないよう、冷静に対応してください。相手のペースであなたも感情的になってしまうと、お互いの感情がぶつかり合って、思ってもいないようなきつい言葉を発してしまったり、過去にさかのぼって不満をぶちまけたりしてしまうことがあります。自律神経はますます乱れ、さらには互いに傷つけ合って、最悪の場合は取り返しがつかない結果になることもあります。

大切な人を失わないためにも、感情的になっている相手の領域には入らず、自分が感情的になっているときは相手を自分の領域に引き込まないことが大切です。

How to Rest

▼

わずらわしい人間関係を断ち切り穏やかで心豊かな時間を手に入れる

02 人の感情は変えられないならば割り切って我が道を

私たちが生きていくなかで、もっともストレス要因になりやすいのが仕事です。

なかでも仕事上の対人ストレスは、相手がいるだけに解決が難しく、悩みやイライラから自律神経が乱れてしまう人も多くいます。「仕事ができないと思われているのでは？」「仕事に対する考え方が合わない」といった悩みやイライラが募ると交感神経が優位に働いて血流が悪くなり、そうなると脳への血液が回りにくくなって思考力が低下します。

つまり、イライラや悩みがあると仕事の効率が悪くなり、さらにイライラや悩みが増していくという悪循環に陥ってしまうのです。

そんな状況から脱するには、「人は人、自分は自分」と割り切ることです。考え方が合わなかったり、相手が自分によくない感情を抱いていたりすることを悩んでも、他人の考え方や感情を変えることはできません。**他人がどう思おうと、自分は自分で我が道を行こうと割り切って、自分の価値観を貫くのです。**「そんなに強い気持ちを持てない」と思うのなら、完全スルー作戦です。人の目が気になるときはあえてそれを見ないようにし、自分の自律神経を整えることにだけ集中するよう心がけましょう。

How to Rest

対人関係は自分だけでは解決不可能
スルースキルで乗り切ることも大切

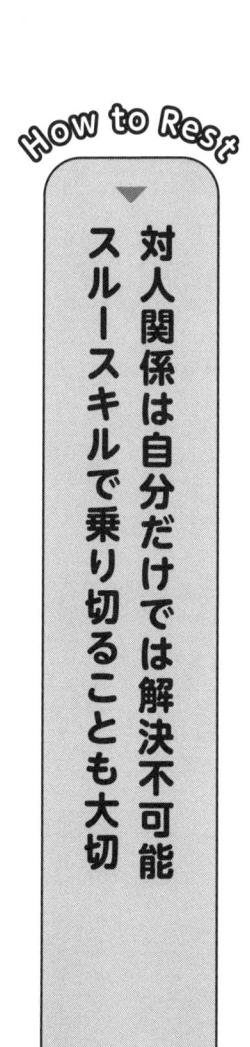

03

気乗りしないときは自分の気持ちに正直に

何となく気が進まないランチや飲み会の誘い、どう対応していますか。断ったら仲間外れにされてしまうかもとか、印象が悪くなるかもとか、そんなことを心配して気乗りしないまま誘いに応じることが多いなら、次からは潔く断りましょう。あまり行きたくない……、でも断りづらい……、と迷っている時点で交感神経が過度に働いて血管が収縮し、血圧も脈拍も上がっています。さらには血流も悪くなって、心にも体にもいいことがありません。

誘われた場を思い浮かべて、**「楽しそう」「参加したい」というワクワクした気**

断り上手はストレスフリー

ワクワクした気持ちになれない誘いは、さっと断ってしまう。
迷って悩んでいるうちに、自律神経へ悪影響が及ぶ

分になれないなら、思い切って断ってしまいましょう。ここで大切なのは、返事を先延ばしにしたり、「行けたら行くね」などとあいまいに返事をしたりせず、その場ですぐに断ること。何日も迷ったり悩んだりしていると自律神経への悪影響が増すばかり。誘ってくれた相手が気を悪くするかも……といった心配はいりません。誘った相手も軽い気持ちで声をかけただけかもしれませんし、断られても案外なんとも思わなかったりします。むしろ、人数を確認したりお店を手配したりするこ

とを考えると、早めに返事を済ませたほうが相手も助かります。角を立てたくないなら、「先約がある」といえば丸くおさまります。もしあなたが断ったことで相手の態度が急に冷たくなったり不機嫌になったりするようなら、そこまでの関係だったということです。相手の顔色を気にして、いい人でいようとするのはもうやめにしましょう。そのせいで体調を崩しては元も子もありません。

仕事がらみの誘いや打診も、嫌ならはっきり断ろう

食事や飲み会などプライベートの誘いだけでなく、仕事の場合もきっぱりと断ることが大切です。社員旅行や運動会など、職場がらみの形式的な行事への参加や休日出勤は、あなたの時間をどんどん奪っていきます。断らなければそれを受け入れたことになり、次からも誘われたり打診されたりすることになります。そしてまた断らなければ、同じことのくり返しになり、いつまでたっても自分のための休息時間を確保することができません。そうしたイレギュラーな予定に振り

回されることが多いなら、その時間の意義や目的を見直してみましょう。

その仕事や行事は本当に必要なものなのか、その時間を自分のために使うことはできないか、この2つを考えてみてください。「行かないわけにいかない」「断れない」「許されない」などと思い込まず、自分の休息時間は自分で獲得するように気持ちを切り替えてみると、案外あっさり確保できるものです。そして家でのんびり過ごしたり、楽しいと思えることをしたり、休息を楽しみましょう。次に誘われたときにワクワクする気持ちが湧いたり、自分にとって必要だと感じたりしたら、そのときは応じればいいのです。

How to Rest

その時間は本当に必要なのかを見直し自分の時間を確保して休息に充てる

04 他人からの評価に期待せずどこ吹く風で聞き流す

人から悪口を言われたり、いい評価が得られなかったりするのは、あまり気分のいいものではありません。でも、だからといっていつまでもクヨクヨしたり落ち込んだりしていると自律神経のバランスが崩れ、物事に集中できなくなってしまいます。

他人からの評価は自分の成長には何の役にも立ちません。ましてやそれを苦にしたり悩んだりするのは時間の無駄。そういうときは、あえて周りの空気を読まないことが大切です。

一流の人は、人からどう思われようとまったく気にしないものです。そういう人たちはメンタルが強いからだと思うかもしれませんが、彼らはもともと他人からの評価に興味がないのです。評価されることに期待もしていないので、何を言われてもどこ吹く風で聞き流すことができるのです。

悪口を言われると、それが事実であるかのように感じてしまうかもしれませんが、悪口を言っている人が憂さを晴らしているだけということもあります。もちろん、有益なアドバイスには耳を傾けることが必要ですが、根拠のない評価や悪口に振り回されず、自分のことに目を向けていきましょう。

How to Rest

▼

根拠のない悪口や評価は気にしない　自分のやるべきことだけに集中を

05

怒りで老化が加速し脳に障害を起こす危険性も

人間のさまざまな感情のうち、怒りほど自律神経にダメージを与えるものはありません。

怒りの感情が湧き上がると交感神経が過剰に働くため、血管が収縮して血液がドロドロになり、末梢血管まで血液が回らなくなります。さらには、血管がダメージを受けて老化が猛烈に加速されます。そればかりか、ホルモン調整機能も低下し、それがエスカレートすると脳に障害を起こすこともあります。つまり、怒りの感情は百害あって一利なしなのです。

大抵の場合、怒りは他者に対して湧いてきます。「頼んだことをきちんとやってくれない」「嘘《うそ》ばかりつく」などと、相手を責める気持ちになったとき、その怒りを相手にストレートにぶつけてしまうのは逆効果。相手のことをあてにせず、「あんなヤツはほっといて、自分で解決したほうが早い」と思うのが得策です。

怒りを吐き出すことは体にとってよくない

こみ上がってくる怒りは、自分の体のためだと思ってグッとこらえてください。怒りをため込まず、吐き出してすっきりしたほうがいいと考える人もいますが、医学的には誤りです。

交感神経は、怒りの感情を吐き出してから3～4時間もの間、緊張状態が続くことがわかっています。その間、血管が収縮して血流は悪くなり、全身の細胞に十分な酸素が行き渡らなくなります。怒りを爆発させると、体にとても悪い影響を与えてしまうのです。

かかわりを持たないようにする

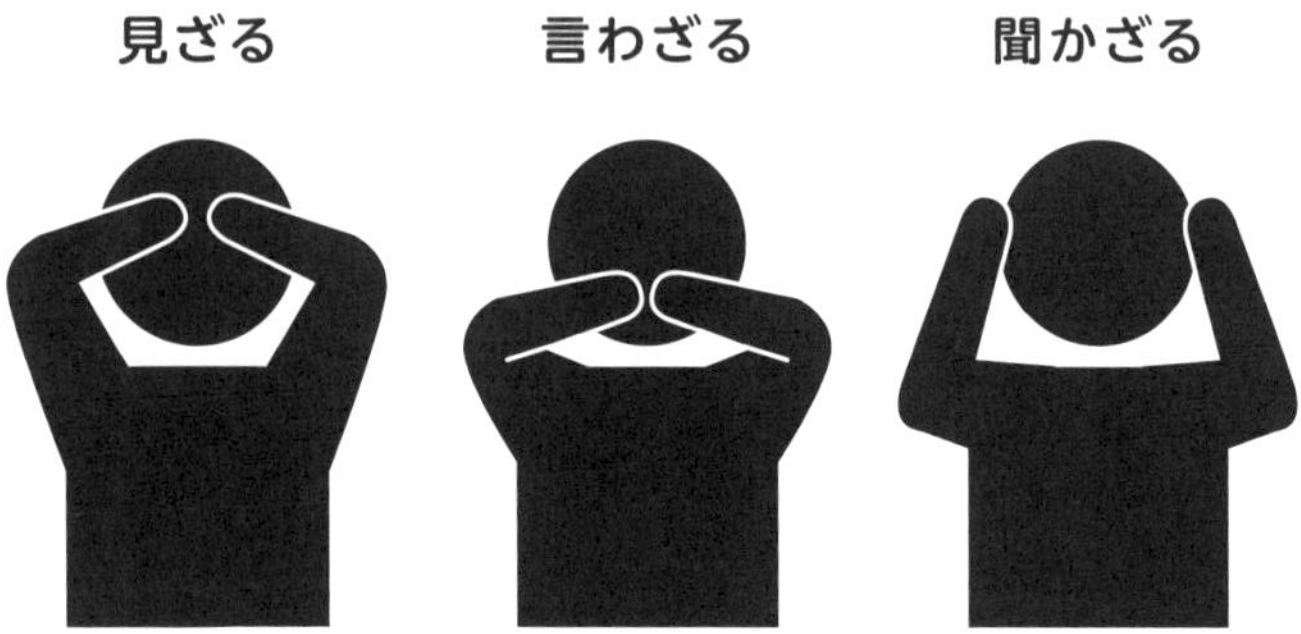

怒りのトリガーから距離をとる「三猿」で、自律神経のダメージを防ぐ。「言わざる」は特に心がけたい

怒りを爆発させないようにするとともに、そもそも怒りの感情が湧いてこないよう、怒りのトリガーを回避するようにすることも大切です。そこで**心にとどめておいてほしいのが、日光東照宮の「三猿」＝「見ざる」「言わざる」「聞かざる」です。**

まず、あなたの心を乱しそうな他人の言動は見ないようにします（見ざる）。そしてネガティブな話題や悪口の輪には入らないようにし、もし耳に入ってきたとしても聞き流します（聞かざる）。さらに、もっとも心がけたいのは、怒りの感情を口に出さない「言わざる」です。

もし相手に重大な問題があって、今後のために言っておいたほうがいいと思うのなら、少し時間をおいて冷静になってから穏やかに話をしましょう。そうすることで自律神経が怒りによって乱されることを防げます。

反対に、副交感神経を活発にし、自律神経を整えるのに役立つのが笑いです。いつもニコニコ笑顔でいることで血流がよくなり、体の調子が整います。あなた自身も周囲の人も心地よく過ごせるよう、怒りを抑え、笑顔で過ごすことを心がけてください。

How to Rest

怒りを爆発させても百害あって一利なし　グッとこらえて自分で解決するのが◎

06 頼まれごとや飲み会は意義や目的がなければ断る

毎日忙しくて時間がないと嘆いている人は、自分のこと以外に時間を割いてしまっていることの多い傾向があります。面倒な頼まれごとを引き受けてしまったり、それほど必要のない飲み会やイベントに参加したり……。

人のために尽力する利他の精神も大切ですが、自分自身のために時間を使って自分をいたわることはもっと大切です。自分の心と体のためには、利己的になってもいいと割り切って考えましょう。

たとえば飲み会。そもそもアルコールは体に負担をかけます。「酒は百薬の長」

ということわざもありますが、このあとに「されど万病のもと」という言葉が続くことをご存じですか？

たしかに、お酒を適量飲むことで悪玉コレステロールの増加が抑えられて善玉コレステロールが増加することや、心筋梗塞や狭心症などを予防する効果があることがわかっています。ただし、これはあくまで適量の場合で、お酒を大量に摂取すれば中性脂肪が増加して善玉コレステロールが低下し、悪玉コレステロールの増加につながります。さらには血圧も血糖値も上昇し、生活習慣病をはじめとしたさまざまな病気のリスクを高めます。

睡眠時間を削ってまでも参加するメリットを考える

昭和のなごりではありますが、「飲みニケーション」が存在する会社やコミュニティは今も健在です。飲み会に参加することが楽しくて、ワクワクする気持ちで当日を迎えるのなら何ら問題はありません。ほどほどにお酒を飲んでおいしい料理を食べながら会話を楽しみ、翌日からの活力につながるなら、それは自律神経にとってむしろいいことです。

しかし、それほど楽しくもない飲み会でダラダラ時間を費やならそれだけでストレスですし、帰宅も遅くなって睡眠時間が削られてしまいます。健康を維持するうえでとても大切な睡眠を犠牲にしてまで、飲み会に参加する必要があるかどうか考えてみましょう。

よほどのメリットがない限り、やめておいたほうがいいという結論に至るはずです。

ノリや勢いで即答せず、一日おいてから返事をする

飲み会に誘われて気乗りしないならば、その場できっぱりと断りましょう。それほど嫌ではないという場合は即答せず、少し時間をおきます。その場のノリや勢いで参加の意思を伝えてしまうと、あとあと行きたくないと感じても、今さら

断れないという状況に陥り、後悔することになります。
そして、その間に飲み会に参加する必要があるのか、参加するメリットがあるのかを冷静に考えます。目的や意義が見当たらないようなら、飲み会に費やす時間はあなたにとって無駄ということです。
目的や意義が感じられるなら、その時点で参加の意思を伝えます。あまりギリギリだと相手に迷惑がかかるので、誘われてから1、2日後には正式に返事をします。

時間の使い方を見直して、自分の時間を大切にすることを心がけましょう。

How to Rest

周囲に振り回されず時間の使い方は利己的な視点で

07

視点を変えてみると悩みが悩みでなくなる

悩みやうまくいかないことがあったとき、頭からそのことが離れず、つらくなってしまうことはありませんか？　特に人間関係にまつわることは、相手がいるだけに思うように解決できなかったり、どんなに努力をしても改善できなかったりすることがあります。

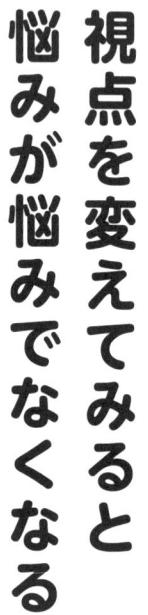

そのストレスが積もりに積もってしまうと、心身に支障をきたしたり、下手をすれば人生そのものが立ちゆかなくなったりします。

もし、逃げ出すことができるならばそのほうがいいかもしれませんが、そのことで大切な仕事やチャンスを逃してしまうこともあるのでおすすめできません。

そんなときは、**「こんなことで悩んでしまうのは、ほかに不幸なことがないからだ。私はなんて恵まれているのだろう」と視点を変えてみましょう。**周囲や相手を変えることはできないので、自分が変わるようにするのです。

幸せだからこそ悩みがある

よく考えてみると、病気を抱えているわけでもなく、ちゃんと住む家もあり、そこには大切な家族もいる。贅沢《ぜいたく》はできなくてもまあまあのお金が得られる仕事もあり、クビになる心配もなさそう。一点のシミのようなちっぽけな悩みに苦しんでしまうのは、そんな恵まれた日々を送っているからこそなんだ、と。

あなたの悩みの原因になっていることは、あなたをより成長させてくれることなのかもしれません。だとしたらあなたの人生はもっと輝きを増します。そんなふうに前向きにとらえてみると、心が軽くなり、悩みにとらわれずに済みます。

怒りを「なかったこと」にしない

もちろん、思うようにいかないことにイライラしたり、腹立たしさを感じたりすることもあるでしょう。

そんなときは怒りの感情を抑え込む必要はありません。怒りを爆発させることは自律神経にとってよくありませんが、怒りの感情そのものは人間の感情としてごく自然なものです。

ネガティブな感情はよくないからと、無理矢理その感情を押し込めて別の感情に置き換えようとすると、そのときは怒りが鎮まったように思うかもしれませんが、怒りの感情そのものが消えてなくなることはありません。怒りをなかったものにしようとすると、本当の感情を押し殺すことになり、ストレスがたまることになりかねません。

ですから、怒りは怒りとして向き合うようにしましょう。怒りと向き合うというのは、怒りをきちんと認識するということです。そのためには、頭のなかだけで考えるのではなく、たとえばノートや日記などに書くのがおすすめです。文章に整理することで自然と感情も整理されますし、感情を客観視できるようになるので、怒りの原因や解決策も見えてきます。

悩みも怒りも、日々の営みのなかで誰しも遭遇することで、避けて通ることはできません。

そのことで苦しむのなら、それをなくそうとするのではなく、心の持ちようをコントロールしながらうまくつき合っていくようにしたいものです。

How to Rest

悩みや怒りはごく自然なこと　コントロールしながらうまくつき合おう

08

求めるものが大きいと自律神経の乱れにつながる

人間関係において、人は無意識のうちに相手に期待してしまいがちです。何かしてあげたとき、見返りを求めないまでも「ありがとう」の一言ぐらいあってもいいのでは？　と思ってしまうのは、感謝されることを期待しているからです。

忙しいなか、食事を用意したのに好物じゃないと不機嫌になる夫、習いごとの送り迎えをしても黙って自動車を降りる我が子、重いものを買ってきてあげたのに「○○もほしかった」と文句をいう老親……近しい関係であればあるほど遠慮がないため、感謝の気持ちを示すことがないがしろにされがちです。

そんな相手に腹が立ったり、人のために尽くすことがばかばかしくなったりするのは当然ですが、自律神経の安定のためには、相手に期待してはいけません。何をやってもどうせ感謝の言葉はなく、場合によっては不満まで漏らされる……、それが当然、人はそういうものだと開き直ってしまうのです。**感謝の言葉がなくてイラッときたときは「そうだ。私は期待しないと決めたんだ」と思い直し、音楽を聴いたり楽しいことをしたりしてイライラをリセットしましょう**。

相手に見返りを求めることはできませんが、見返りを求めないと決心することは自分でできます。自分でできることにシフトチェンジしましょう。

How to Rest

見返りを求めないと心に決める
感謝されなくても当然と思おう

09 苦手な人とはかかわり合いをはっきりさせてみる

仕事をするなかで「苦手だな」と感じる人に出会うこともあるでしょう。職場の同僚や取引先など、多くの人とかかわるうえではよくあることです。

とはいえ、苦手な人とのコミュニケーションを無理に続けることは大きなストレスをためてしまう原因となるため、少しでもストレスを減らせるようにかかわり方を意識的に変える必要があります。

ここでは、スタンスの異なる2つのアプローチを紹介します。

業務連絡など最低限のコミュニケーションに留める

まずおすすめなのは、**日常のなかで苦手な人と、できる限りコミュニケーションを取らないようにすること**です。たとえば飲み会やランチなどに誘われても、苦手な人がいる場合は行かないようにして、会話する機会を業務連絡など、必要最低限に留めます。はじめはまわりの視線や評価が気になるかもしれませんが、スタンスを貫き続けることによって、これまで抱えていた悩みは驚くほど軽くなるでしょう。

「できるだけ苦手な人とかかわりたくない」と感じるのは自然ですが、その苦手を意識することで、むしろその人とのかかわりを増やしてしまっている場合がよくあります。

この場合、実際に会話したという事実に加えて、その後の「苦手なはずなのにどうしてあんなことを言ってしまったのだろう」といった自分の言動への反省もストレスを増大させる原因です。このような悩みをなくすためにも、かかわる機会を減らすことが有効です。

苦手を無理に克服しようとするのではなく、コミュニケーションの機会を減らすにはどうしたらいいのか、そこにエネルギーを費やしてみましょう。

あえて深くかかわってみるのも一手

かかわりを減らすのではなく、「あえて積極的にコミュニケーションを取ってみる」という方法もあります。

ストレスの原因にあえて触れることになるアプローチのため、疑問を抱く人も多いでしょう。

この方法が有効な理由は、自らの先入観を壊すことができるからです。ほとんどの場合、苦手な人については、実際に会話している時間よりも「こんなことを言われるだろうな」「なぜあんなことを言ってくるのだろう」というように、自分のなかで考えをめぐらせている時間が多いものです。

そして大抵の場合、その時間が相手への苦手意識をさらに増大させる最大の原因になっています。それをなくすためにも、あえて積極的に話しかけるようにしてみるのです。

プライベートな時間を使ってまでかかわる必要はないので、仕事を進めるなかで「○○さんはどう思いますか」というようにコミュニケーションを取る機会をつくってみましょう。すると、自分のなかでモヤモヤと考える時間が自然と減っていきます。

How to Rest

苦手な人とのかかわり合いは自分のスタンスをしっかり決める

10 コミュニケーションの回数を決めると心の負担が軽くなる

ストレスの理由の大半を占める人間関係は、「継続すること」がその原因となっていることが少なくありません。

「馬の合わない同僚と毎日顔を合わせないといけない」「月に1回の苦手な取引先とのミーティングが憂鬱《ゆううつ》」など、定期的なかかわり合いの機会がストレスを増大させていきます。

しかし、**転職や異動などで苦手な相手とかかわるのがあと1カ月だと知ったらどうでしょうか**。途端に心が軽くなる人も多いはずです。関係性に終わりが見えると、ストレスは感じにくくなります。

これをうまく活用し、コミュニケーションの頻度を自分で決めることで心の負担を軽くすることができます。たとえば「一日1回はしっかりコミュニケーションを取るけれど、それ以上は取らない」「メールの返信は3回までにする」という具合です。

かかわり合い自体をなくすことは難しくても、その頻度を調整することはできます。自分がやることとやらないことのボーダーラインをあらかじめ決めておくことで、他人に振り回されない生活を送れるようになります。

How to Rest

▼自分がやることとやらないことのボーダーラインをあらかじめ決めておく

11 大事な人には愛情を持って接し感謝の気持ちを伝える

ここまでは主に苦手な人との距離の取り方を紹介してきましたが、人と良好な関係を築いていくうえでそれ以上に重要なのが、自分の好きな人を大切にしていくことです。**自分の時間を大切な人のために使うことは、精神状態も落ち着くため、自律神経が整うことにもつながります**。

そのために欠かせないのが、日ごろから感謝の気持ちを伝えるようにすること。普段は照れくさくて口に出さない人がいるかもしれませんが、人間関係を良好に保つためにも積極的に伝えていきましょう。

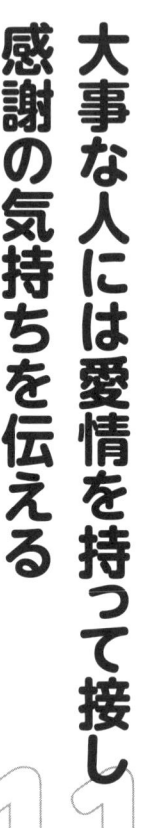

大事な人には感謝の言葉を

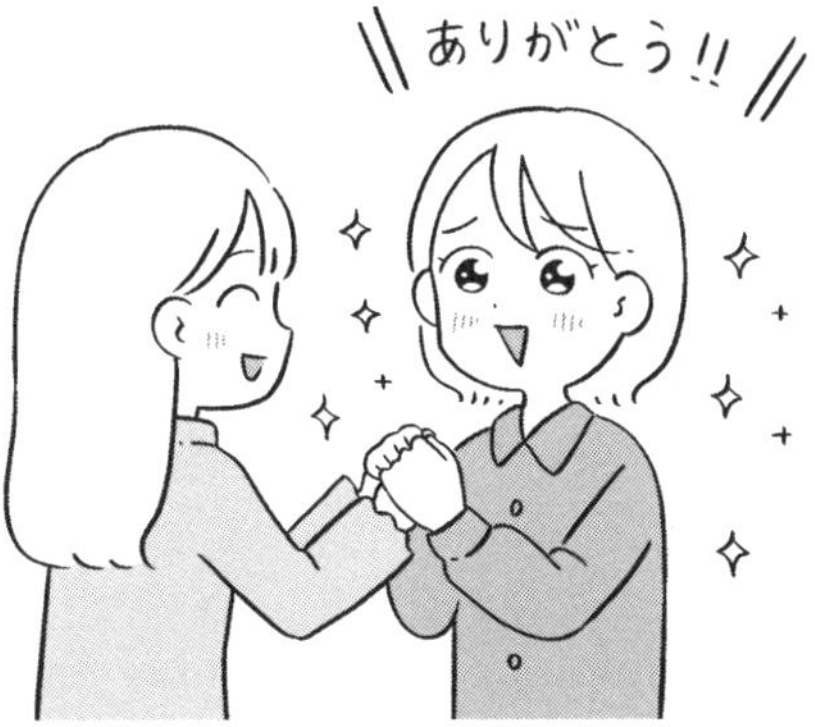

自分の大切な人には、日ごろから積極的に感謝を伝える。
久しぶりの人にもコンタクトを取ってみよう

具体的には、最近連絡を取っていなかったお世話になった人にメッセージを送ってみる、家族や友人に手紙を書いてみるというように、自分の時間がゆっくり取れるタイミングで行動に移してみます。大切な人のことを想うことで自然と心が落ち着いていきますし、これまでの人間関係を見直すきっかけにもなるでしょう。

相手との関係性をよりよいものにするためにも、自分の心を整えるためにも、ぜひ実践したいアプローチ方法です。

他人を愛する気持ちを大切にする

自律神経を整え、自分を愛することも重要ですが、他人を愛する気持ちを持つこともつねに忘れてはいけません。

時間があるときに、仲のいい友人や普段お世話になっている人、過去に自分をサポートしてくれた人などの名前を思いつく限り、紙に書き出してみましょう。想像よりも多くの人の名前が並び、自分がどれほど多くの人に支えられてきたかがわかるはずです。

実際に、**仕事ができる人は自分を大切にするのと同じくらい、他人のことも大切にしています**。

両親やきょうだいをはじめ、友人や職場の同僚、過去のつらい時期に自分を支えてくれた人、気にかけてくれる恩人などに愛情を持って接し、「いつか恩返しがしたい」という気持ちで過ごしているのです。

そしてそのような気持ちを受け取った相手は、その人のことをもっと大切にしようと、さらに愛情を傾けてくれます。他人を大切にする気持ちを持つことによって受け取る愛情もさらに深まり、その結果、自分の精神が落ち着き自律神経も整う……。自分にとっても相手にとっても、理想的なかたちの循環が生まれていきます。

ただし、身近な人だけを大切にすればいいということではありません。広く他人を思いやる気持ちも持つことが重要です。心にゆとりを持って、多くの人に愛情を向ける姿勢をつねに意識するようにしましょう。

How to Rest

感謝の気持ちを伝えることで自分も大切な人も幸せにする

12 週末はアニマルセラピーで動物に癒やされリラックス

最近は猫カフェや子犬カフェ、うさぎカフェなど、さまざまな動物と触れ合えるカフェが誕生しています。愛らしい動物と手軽に癒やしの時間を楽しめるとあって多くの人が訪れますが、医学的な理由としては、自律神経の乱れを本能的に調整しようとしているのが人気の理由ではないかといわれています。これを「アニマルセラピー」といい、近年、実際に自律神経に効く方法として、医学的にも注目を集めている分野です。

また、**近年注目を集めているものには「ホースセラピー」というものもありま**

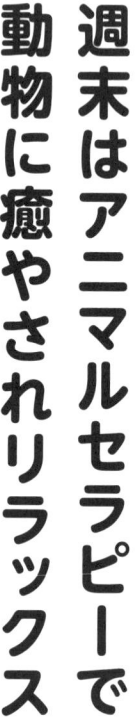

す。これは、乗馬や馬の世話を通して馬と触れ合ったり、馬に乗ることで平衡感覚やインナーマッスルを鍛えたりして、精神面と肉体面の両方で健康をうながすというもの。脳に障害のある人のリハビリテーションの方法としても期待されています。

アニマルセラピーは血流をよくする

アニマルセラピーが自律神経に効くのは、動物と触れ合うことで脳内から「幸せホルモン」と呼ばれる「セロトニン」が出るためです。この癒やし効果は、自律神経を整えるという観点からいうと「ホワイトの刺激」にあたります。

これは副交感神経への、人間が心地よさを感じる刺激のこと。ふわふわの動物に触れたり、動物が近くにすり寄って来たり、動物同士がじゃれ合う様子を見たりすることによってホワイトの刺激を受け、リラックス効果が生まれます。ホワイトの刺激が自律神経にいい理由は、このときの呼吸が深くゆっくりとしている

動物には癒やし効果がある

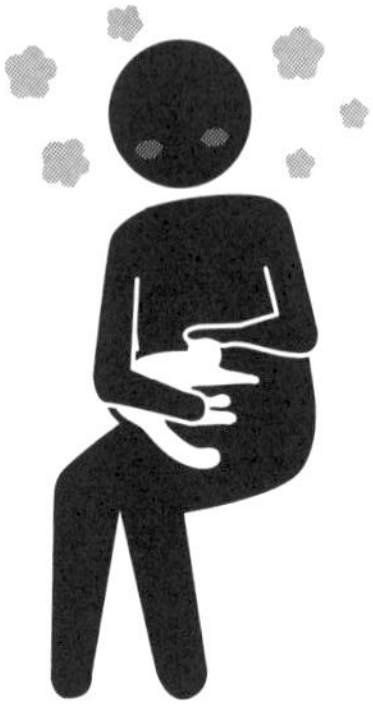

動物と触れ合うことで、脳内から「幸せホルモン」
セロトニンが分泌され、自律神経も整う

からです。

無意識のうちに全身の末端にまで血液が行き渡る、理想的な呼吸ができているといえるでしょう。

反対に「ブラックの刺激」と呼ばれるものもあります。これは交感神経を活発にする、人間が不快に感じる刺激のこと。動物同士の痛々しいケンカを見たりしたときに起こる、心身が緊張した状態です。この状態に陥ると体が硬直して呼吸が浅くなり、血液が全身に回らなくなります。ストレスを抱えながら仕事をすると、無意識のうちにこの呼吸になってしまっていることもあるかもしれません。特に、**デスクワークで肩こりや腰痛に悩んでいる人は、呼吸が浅くなっている可能性が高いといわれています**。

近年注目を集めているアニマルセラピー。気軽に五感で癒やしを感じて自律神経を整えることができるため、疲れを感じたら、ゆっくり動物と触れ合う時間を過ごしてみるのもおすすめです。

また、犬や猫と触れ合いながらゆっくりと深呼吸すると、さらなるリラックス効果が期待できます。

How to Rest

アニマルカフェを訪れて動物と触れ合い心身ともにリラックスする

13 孤独にも2種類あり上手な孤独は心身を豊かにする

「孤独」と聞くと、「さびしい」「つらい」といったマイナスの感情を思い浮かべる人も多いでしょう。しかし、一概にそうとはいえません。本人の気持ち次第で、むしろ心身にいいものとなることもあります。

たとえば「平日のランチタイムはひとりで過ごす」ことをルーティンとしている人がいるとします。毎日同僚とランチを取る人からすると、さびしく過ごしているように見えるかもしれませんが、本人にとっては、音楽を聴いたり本を読んだりしてリラックスできる至福の時間。午後の仕事のためにエネルギーをチャージするこの時間があるからこそ、心身のバランスを保てるのかもしれません。**自分の軸をしっかり持っていれば、それを貫くことによって生まれた「孤独」は決して悪いものではないのです**。それどころか自分の生活をより豊かにするために必要なものであるといえるでしょう。

「孤独はよくない」という固定観念から、無理してコミュニティを広げる、友だちをつくるといった行動は、かえってストレスを与えることになります。今のまで楽しく過ごせているのであれば、孤独を上手に使えている証拠です。焦らず、自分のペースを崩さないようにすることが大切です。

How to Rest

自分の軸を貫いて生まれる孤独はいいものとして受け止める

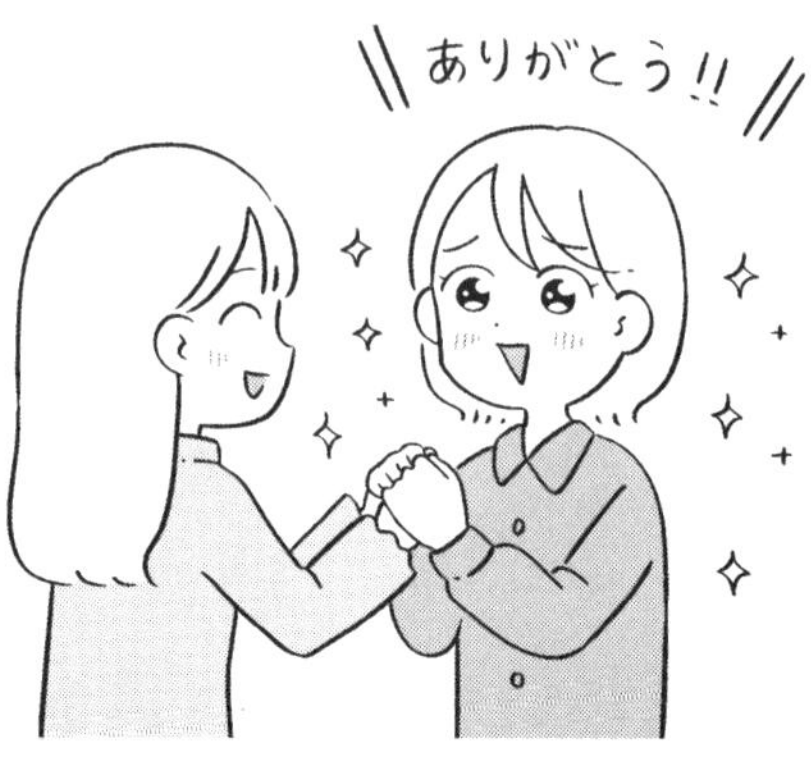
ありがとう!!

第6章

ベストコンディションをつくる休日の過ごし方

01

休日に寝てばかりはNG 平日にはできない行動を

日々ストレスの絶えない生活のなかで、休日の楽しみといえば、何もしないで、ずっとゴロゴロと寝ていることという人もいるでしょう。また仕事で疲労がたまった際、実際に休日は布団から出ることなく、ずっと横になってダラダラと過ごしてしまうこともあると思います。しかし、この行動、実はアウトです。

確かに、休日ですから心と体を癒やすことは必要です。休めるうちにしっかりと休んでおきたいという気持ちはわかります。ただ、極端に平日と休日でサイクルを変えてしまうと、自律神経のバランスを崩すことになります。その結果、休日明けがとてもつらくなってしまいます。

そこで、**休日であろうとも、平日と同じ時間に起きることをおすすめします**。

そして、平日にはなかなかできなかった趣味に時間を充てたり、芸術鑑賞や運動などをしたりして、心と体をリフレッシュしてみましょう。

また、少しだけ仕事をしてみることも悪くありません。パソコンを開いて、本格的に仕事をする必要はまったくありません。翌週の予定を軽く検討してみる程度で十分です。この本当に少しの行動で、翌週の仕事をよりよく進めることができるはずです。

How to Rest

▼

休日は芸術鑑賞や運動など趣味に時間を少しだけ仕事をしてみるのもＯＫ

02

月曜日を快適に過ごす休日の使い方は？

多くの会社員は、土曜日と日曜日が休日で、月曜から再び仕事がはじまるというサイクルになっていると思います。この流れで生活をしていると、毎週月曜日は気が重く、憂鬱になるという人も多いようです。もしかすると、すでに日曜の夕方あたりから、テンションが下がってしまっているかもしれません。

そんな人こそ、**休日の過ごし方を見直すべきです**。休日は自律神経のコンディションを整え、翌週へ向けて活力をチャージする日にしなくてはいけないことは、誰もがわかっているはずです。

では、具体的に何をすればいいのか。ここでおすすめしたいのが、無意味にダラダラとせず、外に出かけることです。

自律神経を整えて、日常を忘れさせる場所

外出をしてみようというと、「自分は無趣味で、特別に出かけたいところがないんだよね……」と思う人もいるかもしれません。

休日にリフレッシュできる場所といえば、大自然を思い浮かべる人も多いでしょう。自然豊かな場所で、普段は意識しないような風を感じたり、波の音や雄大な景色を楽しんだりするのは確かに素晴らしいことです。

しかし、休日だからといって、誰もが簡単に自然に触れ合えるわけではありません。そもそも、休日はダラダラと過ごしてしまうという人が突然、遠出してみようと思うのはなかなか難しいでしょう。そんな場合は、ぜひ美術館に足を運んでみましょう。

非日常の空間に身を置いてみる

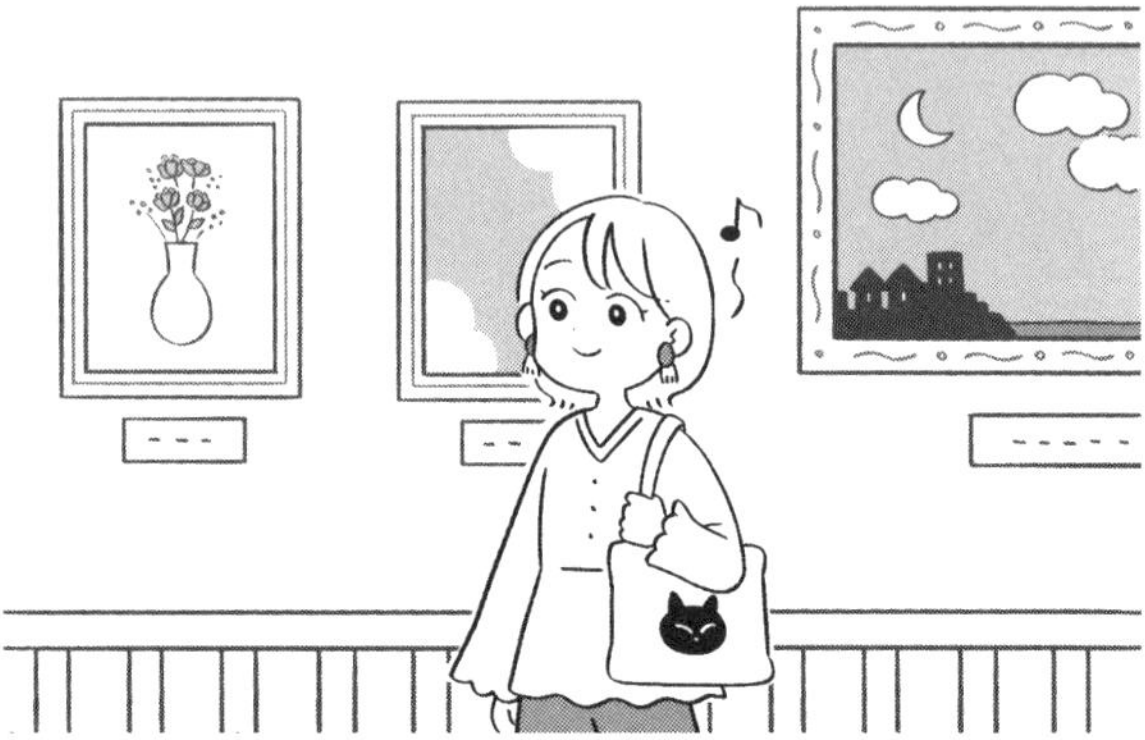

休日には美術館に足を運んでリフレッシュを。非日常の空間で自分を客観視すると自律神経も整う

ここで、「美術なんか全然興味ないんだよね」という声が再び聞こえてきそうですが、気軽にふらりと訪れてみるだけで構わないのです。特別な知識などはまったく必要ありません。

なぜなら、**そもそも美術館という空間が素晴らしく**、訪れるだけで価値があるからです。

美術館は、たとえば周囲の景色と調和する美しい外観、高い天井がかもし出す開放感、見やすく居心地のよい明るさの演出などによって、非日常の空間をつくりだしています。それが、とても大切なのです。

私はそのような空間に身を置くとやがて、自分を見ているもうひとりの自分の視線が生まれるのを感じます。それは自分自身を客観視することにつながり、その結果、自律神経が徐々に整っていくのです。

日々の忙しさに追われていると、なかなか自分を客観視するきっかけを見つけられません。休日に、自分を客観視することができる空間に身を置いてみましょう。

そんな素敵な空間で、心が洗われるようなアート作品と時間を過ごせば、リフレッシュ効果は倍増するはずです。

How to Rest

休日にはコンディションを調整しよう
近くの美術館でリフレッシュ

03 リラックスの苦手な人が自律神経を整える方法は？

自律神経を整える際に、意外と忘れがちなのが、香りからのアプローチです。香りは脳を刺激して、自律神経を整えます。そして、集中力を高める効果もあります。さらに香りによって心に余裕が生まれ、日々の生活をより快適に過ごすことができます。

ほかにも香りを楽しむことには、さまざまなメリットがあります。好きな香りは、末梢血管の血流や副交感神経の働きをよくします。これはすでに医学でも証明されていることです。

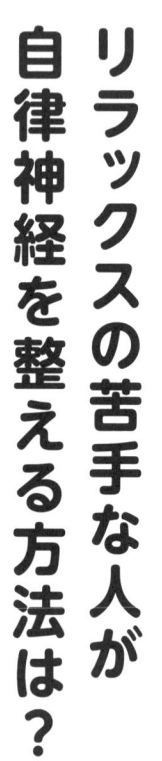

香りは記憶とも結びついているので、幸せだった時間の香りをかぐことで、そのときの気持ちに再びタイムスリップすることが可能です。香りをきっかけに、幸せだった時間に戻ることができるとなれば、この作用を利用しない手はないでしょう。

日常生活では、アロマストーンにアロマオイルを垂らしてお風呂に入ると、リラックス効果が大きくなります。音楽を楽しんでいるときや、読書中などに、アロマを焚《た》いて香りを楽しむという方法もいいかもしれません。

リラックスするのが苦手な人は、香りの力を借りてみましょう。

How to Rest

香りを楽しむことはメリットが多い
アロマを焚いて心からリラックス

04 模様替えで気分転換の効果を最大限にする方法

部屋の片づけや掃除をすることで、気分がリフレッシュできるという話を聞いたことがあるのではないでしょうか。

それをもう一歩進めて、部屋の模様替えをしてみましょう。模様替えをすると、**視界に無意識に入ってくる新たな情報によって、気分が一新され、自律神経を整えることができる**のです。

自分の部屋なら遠慮は無用

まず、部屋の壁に飾りたいものをピックアップしてみます。

リビングにはぜひ、家族写真を飾ってみましょう。家族と幸せに過ごした時間は、人にとってかけがえのない安心感を与えてくれます。見るだけで心を和ませてくれるでしょう。

また、大好きな芸能人の写真を飾っておくのもいい効果を生むはずです。職場では、少し躊躇《ちゅうちょ》してしまうかもしれませんが、自分の部屋ならば、まったく遠慮する必要はありません。疲れた心にパワーを与えてくれることになると思えるものは、ぜひ身近に飾って、有効に活用してみましょう。

自分の部屋をリラックスできる場所にしたいと、誰もが考えているはずです。リラックスをするためにとても大事なことは、部屋に入った際に視界に入ってくるファーストインパクトです。

季節感のある色合いを演出

そこでおすすめしたいのが、季節に合った色を使うようにすることです。春ならば、新緑の色合い、夏ならば爽やかな海をイメージするような青と白の組み合わせ。

秋は紅葉を連想するような落ち着いた色にして、冬ならばモノトーンでシックにまとめてみてもいいでしょう。

人の心を落ち着かせる色として、緑がいいという話は聞いたことがあるかもしれません。確かにそのような研究結果があります。しかし、ただ緑を使い続けるよりも、季節に合わせた色合いを意識するほうが、自律神経を整えることができます。

植物をインテリアに取り入れるのもおすすめです。

季節の切り花を買ってきて花瓶に活ければ、部屋に手軽に季節感を出すことができます。観葉植物も、ひと鉢飾るだけで部屋の雰囲気をがらりと変えてくれます。

植物の力がリフレッシュになる

初心者向けの品種や室内で世話のしやすい園芸資材もありますので、グリーンショップを訪れて相談してみてはいかがでしょうか。

〝わざわざ手間をかけて植物の世話をする時間〟が、思いのほか気持ちをリフレッシュしてくれるはずです。

How to Rest

部屋を最高のリラックススポットに
模様替えでは季節を意識して

05 衝動買いは財布だけでなく自律神経にも悪影響

ストレスがたまってくると、ついつい衝動買いに走ってしまう人は少なくないでしょう。

もちろん、衝動買いは決して褒められた行為ではありません。無駄なものが増えてしまっては部屋も片づきません。そして、せっかく働いて得たお金も、衝動買いを続けることで、どんどんなくなっていきます。

ただ、衝動買いによって受ける何よりも大きな問題は、「衝動買いをしてしまった……」と後悔をして自分を責めてしまうことです。

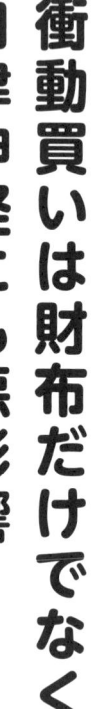

「自分は問題行動をとってしまった」と感じた時点で、自律神経のバランスは崩れます。

衝動買いをとっている状態では、交感神経が急激に高まっているなかで、後悔というほかの強い感情が重なってしまえば、自律神経が不安定になるのは当然でしょう。

衝動買いは、自分で感じている以上に心にダメージを与えるものなのです。

今日からはじめたいショッピングカレンダー

衝動買いにブレーキをかけるためにおすすめしたいのが、ショッピングカレンダーです。

つくり方は簡単。

春夏秋冬の季節ごとに自分が必要なもの、そして本当にほしいものをカテゴリー別に書き出してみます。ブラウスやTシャツ、ニットなどのトップス、パンツヤスカートのボトムス、コートやジャケットといったアウター、カバンや靴などの小物類など。おおよそ何着必要なのかもメモしておくといいでしょう。これで十分です。

単純なことですが、書き出すことで、必要なものと必要がないものを可視化して整理することができます。

そして季節の変わり目になったら、まずは次のシーズンに着られる手持ちのアイテムを点検します。

手持ちのアイテムと照らし合わせ、足りないアイテムをメモにまとめます。それから、実際に、書き出したものを買いにいきます。

この方法で、無計画な買い物による無駄な出費を抑え、さらに自律神経のバランスが崩れることも防ぐことができます。

衝動買いは百害あって一利なしですが、決して買い物を必要以上に我慢しなければいけないわけではありません。そもそも、洋服や化粧品でおしゃれを楽しむことは自律神経の働きを上昇させるのです。

おしゃれのワクワク感が体にいい

おしゃれを楽しめば気分が高揚するはずです。そして、ワクワクしてくるでしょう。これこそが自律神経にいい影響を与えるのです。

年を重ねていくと、気づかないうちにおしゃれから遠ざかっていることも多いのではないでしょうか。この機会に今一度、自分のおしゃれに目を向けてみてはいかがでしょうか。

How to Rest

▼ ショッピングカレンダーで無駄を防ぐ
おしゃれを楽しむことは体にいい

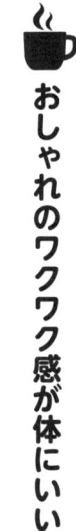

06 意思や目的を持つことで自律神経の乱れを防ぐ

自分でも意識をしていないような些細《ささい》なことで、自律神経が乱れる場合は意外に多いものです。

たとえば、カバンの整理。

カバンのなかに入れていた資料やスマートフォンが見当たらない、という経験は誰でもあるはずです。

この機会に自分の胸に聞いてみてください。今のカバンはどんな意思を持って選んだのかを。

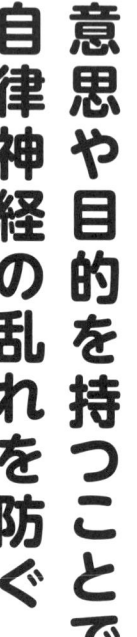

「デザインが今の流行だから」「友人に強くすすめられたから」「名前の知られているブランド品だったから」などといった理由で選んでいませんか。**カバンを使う際に、自分自身にとって何がもっとも大事なのかをしっかりと問いながら選んでいれば、自然とカバンのなかの整理をするはず**です。そもそも、カバン自体にとても愛着を持てるはずです。

カバンに限らず、どんなものでも、しっかりと意思と目的を持って購入することで、些細なストレスが減り、自律神経の乱れを事前に防ぐことになります。

How to Rest

カバンの選び方で事前に防ぐビジネスシーンでの自律神経の乱れ

07 クローゼットにつるされている服はためらわずに捨ててしまう

今、自宅のクローゼットにはどんな服がかけられていますか？　かけられている服はすべて着ていますか？

こんな質問を投げかけられた場合、「必要がない服なんて、まったく持っていませんよ」と胸を張って答えられる人は、決して多くはないはずです。

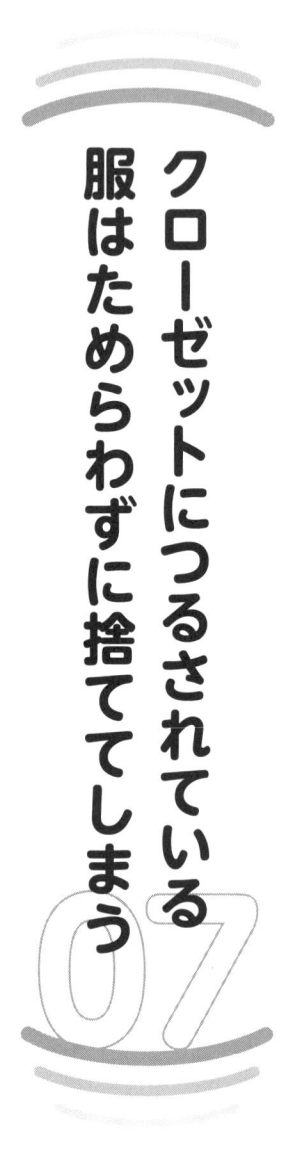

一方で、「あまり着ないものもあるけど、しっかり整理していますよ」と答える人がいるかもしれません。

どちらにしろ、やはりものが多ければ、クローゼットは雑然としてしまいます。い

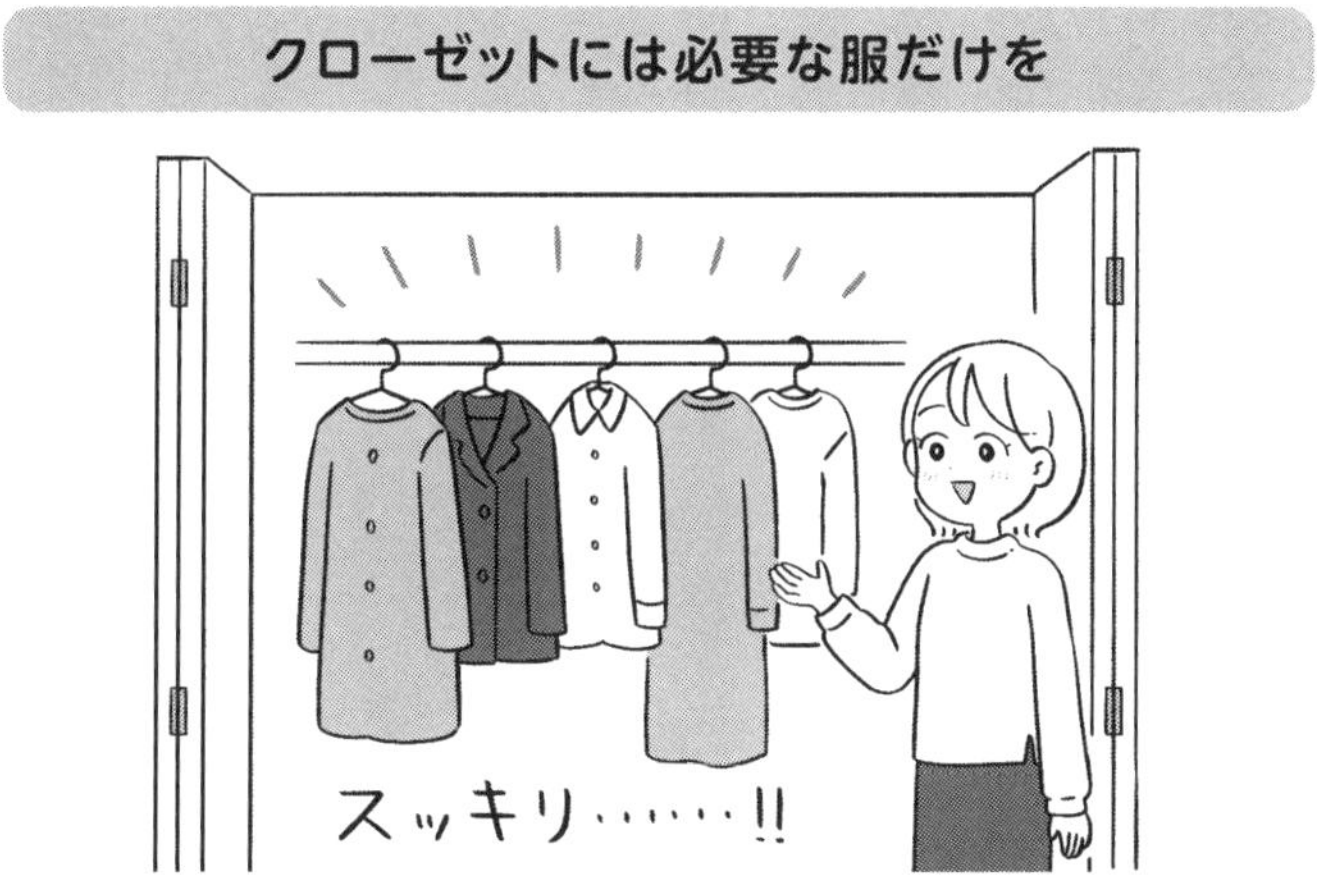

雑然としたクローゼットはストレスのもと。服への執着を手放し、暮らしも心もかろやかに

くら整理されていても、ものが多ければ、必要なものを見つけるのに時間がかかります。特に洋服は、朝の忙しい時間に探す必要があり、これはそれなりにストレスがかかります。

余分なストレスをかけないためには、買うときの考え方を変える必要があります。「この服は、流行に関係のないデザインだから長く着られる」という目的では服を買うべきではありません。気に入った服があれば購入して、着なくなったら、執着せずに捨てましょう。

クローゼットだけでなくカバンも軽く

クローゼットから必要がないものを整理できたら、次に目を向けたいのが、日々の生活で持ち歩いているカバンです。

現在、ネットワーク環境が整ったことから、外出先のカフェなど、どこでも仕事をすることが可能となりました。とても便利になりましたが、つねにパソコンを持ち歩くような仕事のやり方はフットワークが重くなります。結果として、これは自律神経をにぶらせることにもつながってしまいます。

「荷物が多いから、すぐに帰りたい」という思考よりも、「身軽な自分はいつでも自由に行動ができる」というほうが圧倒的に生活しやすいはずです。荷物が軽くなれば、物理的にも精神的にもかろやかになります。

いろいろなものをカバンに詰めて生活をしないと、不安で仕方ないという心配性の人もいるかもしれません。

しかし、覚えておくべきなのは、そもそも、このように必要以上に不安になったり、心配をしたりしてしまうことが、大きなストレスのもとにもなっている点です。

家を出るときは、まず本当に必要なものを一度整理しましょう。そして、もし外出先で持ってきていないものが必要になり、後悔することになったら、そのときにあわてることなく対処すればいいのです。

自分が行った判断を受け入れることこそが、心も体もかろやかに過ごすためのポイントです。

How to Rest

服は着なくなったら捨てましょう
自分の判断を潔く受け入れましょう

08 靴に意識を向けることで自律神経の安定を！

普段、足元の靴に意識を向ける人は、あまりいないかもしれません。しかし、**靴は毎日のように履くものであり、靴箱も毎日見ることを考えれば、汚れた靴や雑然とした靴箱が知らないうちにメンタルに悪い影響を及ぼしていることは間違いありません**。さほど意識してなくも、毎日のように接しているものは、やがて大きなダメージになります。

まずは普段、自分が履いている靴を磨いてみましょう。しっかりと手入れをされた靴を履くことは安心につながり、自信も持てます。これが自律神経の安定にもつながります。
そして、すでにご紹介した靴箱の整理整頓もおすすめです。
靴箱のなかにほこりをかぶって、かかとのすり減った靴がそのままになってい
ることもあるはずです。まったく履かなくなってしまった靴がそのままになって
いたりするかもしれません。そんな不要な靴はいったん、すべて処分をして、靴
箱をすっきりさせてみましょう。
朝、整った靴箱から靴を出して外出すれば、晴れやかな一日を過ごせるのでは
ないでしょうか。

How to Rest

▼靴を磨くことで安心を一日はきれいな靴箱からスタート

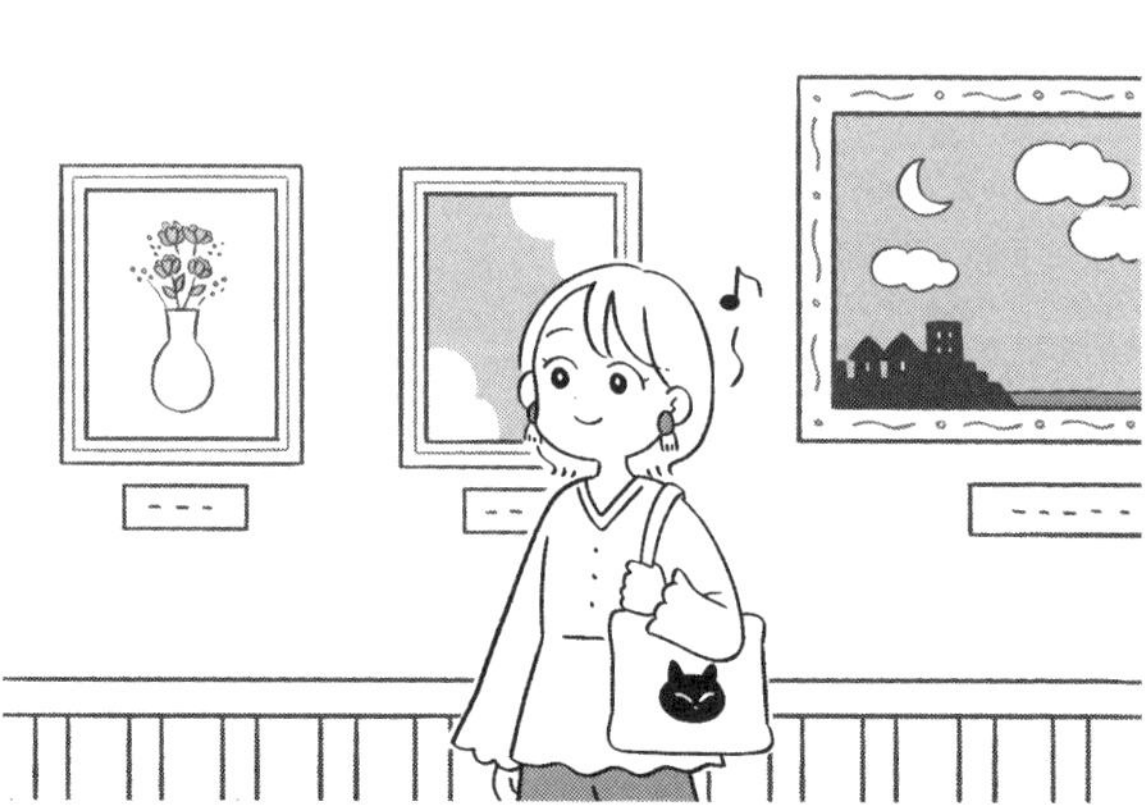

おわりに

究極の休み方を手に入れて人生を輝かせましょう

疲れを取るためのさまざまな休み方を紹介した本書を読んでみて、いかがでしたでしょうか。

日々生活していくなかでストレスを感じ、疲労するのは避けられないことです。できるだけストレスを緩和し、うまいこと疲れを取る方法を身につけるしかありません。

ストレスとうまくつき合っていくうえで、さまざまな問題にぶつかったときの考え方も重要です。解決できていない問題を抱えていると、それだけでストレスを感じて疲れてしまいます。自分が抱えている問題がどういうものなのか理解できなければ、そのこと自体に大きなストレスを感じてしまうからです。ストレスを軽減するには、まずは自分がどういう問題に直面しているのかを書き出すことが大切になります。

ちなみに書き出す際には、問題解決の期限も決めるようにします。「この問題は今月中に解決する」というように、いつまでに問題を解決するかというタイムリミットを決めてしまうのです。

たとえば、「年内に解決する」と決めた職場の人間関係の問題があったとします。もしも期限までに解決できなかった場合は、「これは今の自分には難しい問題だったのだ」と考えを切り替えて、思い切って離職や転職という道を選んでもいいと思います。

いつまでも問題を引きずると精神衛生上よくありませんから、期限までにどうにもできなかったものについては、問題を切り捨てるという選択肢があってもいいのです。問題をスパッと切り捨てないと、いつまでも過去の問題に苦しめられるかもしれません。

いい思いほど残りづらく、嫌な思いのほうがいつまでも残りやすいものです。嫌な思いを振り切るためにも、「この問題の解決はあきらめたから、自分とはもう関係ない」

と割り切って考えたほうがいいでしょう。

「これはこれ、それはそれ」と、自分のなかで整理していくことが一番大事であり、あなたの人生はあなただけのものです。うまく立ち回ることが何よりも大切です。

だからこそ、適切な休み方を知ってください。心身のコンディションが絶好調のときは、休みのときでも「次に動くときはこうしよう」などと考えています。

こういうときは休みの間もワクワクしている状態で、うまく充電できているため、休み明けに気力十分の状態で動き出せるのです。気力が充実していれば体は動きます。適切に休むことで気力を回復させることを心がけましょう。

気力を充実させるうえで役に立つのが目標です。自分自身で目標を立ててそれに向かって行動すると、ワクワクした状態をつくることができて、気力が湧いてくるのです。このように次の行動につなぐ準備をする期間が、休みなのだといえます。

人生の価値というのは、どのように生きたかで決まります。一日一日をどう生きたかが重要なのですから、一日一日を無駄にしないことです。

そうした生き方につながるのが、この本のなかで紹介した究極の休み方だと私は考えています。

休みは次の行動のための準備です。休みのなかでしっかりと自分を見つめ直すことで、自分が望むような結果が得られるようになります。

究極の休み方によって万全の準備をすることで、次の行動を充実させ、ぜひあなたの人生を輝かせてください。

小林弘幸

STAFF

編集：細谷健次朗(株式会社G.B.)、吉川はるか、池田麻衣

編集協力：北川紗織、龍田 昇、坂上恭子、幕田けい太、上野卓彦、三ツ森陽和、海老原一哉

本文イラスト：いぬいまり

カバーデザイン：小口翔平＋青山風音（tobufune）

本文デザイン＆DTP：森田千秋(Q.design)

小林弘幸（こばやし・ひろゆき）

1960年、埼玉県生まれ。順天堂大学医学部教授。日本スポーツ協会公認スポーツドクター。自律神経研究の第一人者として、プロスポーツ選手、アーティスト、文化人へのコンディショニング、パフォーマンス向上の指導に携わる。『医者が考案した「長生きみそ汁」』（アスコム）、『整える習慣』（日経ビジネス人文庫）、『捨てる勇気100』（宝島社）など、著書・監修書多数。

自律神経の名医が教える
究極の休み方

2024年12月11日　第1刷発行

著　者　小林弘幸
発行人　関川 誠
発行所　株式会社宝島社
〒102-8388
東京都千代田区一番町25番地
電話：（編集）03-3239-0928
（営業）03-3234-4621
https://tkj.jp

印刷・製本　中央精版印刷株式会社

Printed in Japan
ISBN 978-4-299-06188-1